U0299012

显微血液学：
实验室实践指南
（原书第三版）

MICROSCOPIC HAEMATOLOGY:
A practical guide for the laboratory
(3rd Edition)

〔澳〕Gillian Rozenberg　原著

上海市临床检验中心　组织翻译

王华梁　主译

科学出版社

北京

内 容 简 介

本书原著作者 Gillian Rozenberg 是国际著名血液病理学专家，出版过多本血液细胞形态学专著，本译著已是她同名专著的第三版。本书共分为四章，第一章主要介绍红细胞在不同病理情况下的各种特征性形态变化及临床意义；第二章根据世界卫生组织《造血和淋巴组织肿瘤 WHO 分类》（第四版）对血液 – 淋巴系统肿瘤时白细胞和血小板的形态异常进行了描述；第三章展示了儿童血液系统疾病时血细胞形态的变化，独具特色；第四章介绍了血液中几种常见寄生虫各个发育阶段的形态学特点。本书细胞形态图片典型、清晰、制作精良，通过与疾病相结合的方式介绍了细胞形态学相应的变化，重点突出，是一本不可多得的佳作。

本书主要适用于临床实验室技术人员，尤其是基层检验人员，希望本书能为大家切实提高血细胞形态识别能力提供帮助。

Microscopic Haematology: A Practical Guide for the Laboratory (3rd Edition), by Gillian Rozenberg

图书在版编目（CIP）数据

显微血液学：实验室实践指南：原书第三版 /（澳）吉莉安·罗森贝格（Gillian Rozenberg）著；上海市临床检验中心组织翻译；王华梁主译 . —北京：科学出版社，2020.11

书名原文：Microscopic Haematology: A Practical Guide for the Laboratory

ISBN 978−7−03−065895−1

Ⅰ.①显…　Ⅱ.①吉…　②上…　③王…　Ⅲ.①血液检查−眼科检查−指南　Ⅳ.①R446.11−62

中国版本图书馆 CIP 数据核字（2020）第 155075 号

责任编辑：闵　捷 / 责任校对：谭宏宇
责任印制：黄晓鸣 / 封面设计：殷　靓

科 学 出 版 社 出版

北京东黄城根北街 16 号
邮政编码：100717
http://www.sciencep.com

上海锦佳印刷有限公司印刷

科学出版社发行　各地新华书店经销

*

2020 年 11 月第 一 版　开本：787×1092　1/16
2020 年 11 月第一次印刷　印张：15 1/2
字数：406 000

定价：180.00 元

（如有印装质量问题，我社负责调换）

《显微血液学：实验室实践指南》（原书第三版）
译者名单

- **组织翻译**

  上海市临床检验中心

- **主　译**

  王华梁

- **主　审**

  胡晓波　上海中医药大学附属龙华医院

- **副主译**

  徐　翀　宋　颖　王　青

- **译　者**（按姓氏笔画排序）

  王　青　上海市临床检验中心

  王华梁　上海市临床检验中心

  朱建锋　复旦大学附属中山医院

  宋　颖　上海市临床检验中心

  张　燕　海军军医大学第一附属医院

  赵　冉　上海市临床检验中心

  徐　翀　上海市临床检验中心

  唐古生　海军军医大学第一附属医院

中译本序

　　显微镜下的血细胞形态学检查是血液常规检验和血液病诊断的最基本的检验方法。在 Leeuwenhoek 通过其发明的光学显微镜观察到人类红细胞、Senac 发现白细胞、Bizzozero 发现并命名了血小板的基础上，Ehrlich 对血细胞染色方法的问世了，它奠定了血细胞形态学检查的基础。Romanowsky 对染色方法的改良进一步推动了血细胞形态学的广泛应用，改良后的染色方法于 1984 年被国际血液学标准化委员会正式推荐为血细胞染色参考方法。

　　在很长的历史阶段中，血细胞形态学在血液－淋巴系统疾病分类诊断中一直起着主导作用。1976 年，法国（France）、美国（American）和英国（Britain）三国形态学协作组建立的"FAB"形态学诊断标准为世界各国血液学界所广泛采用。随着科学技术的不断进步，免疫学（immunology）、细胞遗传学（cytogenetics）和分子生物学（molecular biology）检测的重要作用逐步显现，形态学检测的作用似乎被削弱了。世界卫生组织（World Health Organization，WHO）分类和定义疾病的方法是结合所有可获得的信息——形态学、免疫表型、遗传学特性和临床特征。根据现有的知识，每一方面信息的相对重要性因疾病而不同。《造血和淋巴组织肿瘤 WHO 分类》（第四版）中没有可以定义所有疾病的单一的金标准。形态学永远很重要，许多疾病都有特征性的甚至是诊断性的形态学特点。因此，血细胞形态学是每一位临床血液学工作者所必须掌握的基本的、重要的技能。但遗憾的是，当前检验领域中血细胞形态学的受重视程度逐步下降，检验人员的血细胞形态识别能力有弱化趋势。

　　今天，我很高兴看到由澳大利亚学者 Gillian Rozenberg 编著、上海市临床检验中心王华梁教授牵头主译的这本《显微血液学：实验室实践指南》(原书第三版) 即将出版。该书原著于 2011 年由国际一流出版商爱思唯尔（Elsevier Australia）出版发行。作者 Gillian Rozenberg 是国际著名血液病理学专家，国际血液学标准化委员会委员。她参与制定了国际血液学标准化委员会的形态学指南性文件——*ICSH Recommendations for the Standardization of Nomenclature and Grading of Peripheral Blood Cell Morphological Features (2014)*，而这份指南性文件也采用了该书的部分图片。该书图片中的细胞形态典型、图片清晰度高，在内容编排上结合了相关疾病的诊断要点，对形态学工作者有很好的指导价值。

　　借此机会，谨向为该书的翻译出版做出贡献的工作人员和单位表示祝贺和感谢。我衷心地希望该书对提高广大检验人员的血细胞形态识别能力起到一定的积极作用。

中国工程院院士
上海交通大学医学院附属瑞金医院终身教授
2020 年 5 月

译者的话

血细胞形态学检查是实验室诊断的一项基础检查项目。其对于感染性疾病，贫血，血液－淋巴系统良、恶性疾病，寄生虫感染等的诊断具有极为重要的意义。无论是在自动化仪器广泛普及、流式细胞术逐渐推广的今天，还是在人工智能识别技术应用于医学领域的明天，实验室技术人员的基本技能和显微镜下形态学识别始终是必不可少的。虽然目前基层医院的很多检验项目都实行了区域集中检验，但血细胞形态学检查作为临床检验最基础的检测项目之一，不但仍在基层开展，而且对基层检验人员的形态学识别能力提出了更高的要求。为了帮助提升实验室技术人员能力，我们翻译了国际著名血液病理学专家 Gillian Rozenberg 的这本最新专著，相信本书对于广大临床检验人员掌握国际血液学标准化委员会（International Council for Standardization in Haematology，ICSH）规范的命名，以及通过以各种血液－淋巴系统疾病为切入点来了解特征性的细胞病理变化并切实提高血细胞形态识别能力是有很大裨益的。

Gillian Rozenberg 是澳大利亚威尔斯亲王医院血液科的资深血液病理学专家，她出版过多本颇具影响力的血液细胞形态学专著，同时她也参与澳大利亚爱思唯尔（Elsevier Australia）公司和澳大利亚皇家病理学院质量保证计划（the Royal College of Pathologists of Australasia Quality Assurance Programs，RCPAQAP），制作了血液形态学网上教育课程，在此领域具有很深的造诣。本书分为四章，有 441 幅图片，包括红细胞系统和白细胞系统正常细胞及疾病状态下的典型细胞形态，新生儿和儿童血液－淋巴系统疾病时的细胞形态，以及部分寄生虫感染时外周血涂片中细胞的形态。本书内容翔实，涵盖了血液形态学检查所有的知识点，是临床检验人员实践中很好的血液形态学参考工具书。

本书由上海市临床检验中心组织翻译，翻译工作由形态学专家和上海市临床检验中心血液体液研究室团队共同完成。有机会为广大读者分享世界一流的血液形态学专著是我们的心愿，在此也向翻译工作的参与者深表谢意！

本书翻译过程中，对原书个别错误进行了更正。由于翻译时间紧迫，本书翻译中如有不当之处，欢迎广大读者批评指正。

2019 年 10 月

原著前言

《显微血液学：实验室实践指南》(第三版）延续了第二版的标准和图片质量。第三版使用了世界卫生组织（World Health Organization，WHO）发布的《造血和淋巴组织肿瘤 WHO 分类》(第四版）中对肿瘤的概述，并新增红细胞系统疾病和包括非霍奇金淋巴瘤在内的白细胞疾病。与前一版本相比，全书新增 92 幅图片。

我要感谢许多人在本书编写过程中所提供的帮助。感谢 Robert Lindeman 教授（悉尼威尔斯亲王医院血液科主任）允许我收集实验室里全部外周血和骨髓涂片。特别感谢 Michael Oakey 和 Virginia Bentink 为将近 450 幅图片制作 CD-ROM 所提供的帮助和宝贵经验。感谢 Pauline Dalzell 在更新造血和淋巴组织肿瘤的细胞遗传学内容中所提供的专业支持。最重要的是，我要感谢 Narelle Woodland（悉尼科技大学血液学高级讲师兼协调员）在我撰写第三版时提供的建议及一贯支持。

Gillian Rozenberg

本书缩略语

英文缩写	英文全称	中文全称
ABL1	Abelson murine leukaemia viral oncogene homolog 1	Abelson 鼠白血病病毒致癌基因同源物 1
aCML	atypical chronic myeloid leukaemia	不典型慢性髓系白血病
add	addition	增加
ADP	adenosine diphosphate	腺苷二磷酸
AIDS	acquired immunodeficiency syndrome	获得性免疫缺陷综合征
AIHA	autoimmune haemolytic anaemia	自身免疫性溶血性贫血
ALL	acute lymphoblastic leukaemia	急性淋巴细胞白血病
AMEGA	amegakaryocytic	无巨核细胞
AML	acute myeloid leukaemia	急性髓系白血病
AP-AAP	alkaline phosphatase-anti-alkaline phosphatase	碱性磷酸酶 - 抗碱性磷酸酶
APL	acute promyelocytic leukaemia	急性早幼粒细胞白血病
ATLL	adult T-cell leukaemia/lymphoma	成人 T 细胞白血病 / 淋巴瘤
ATPase	adenosine triphosphatase	腺苷三磷酸酶
ATRA	all-*trans* retinoic acid	全反式维 A 酸
AUL	acute undifferentiated leukaemia	急性未分化白血病
BCL2	B-cell CLL/lymphoma 2 gene	B 细胞慢性淋巴细胞性白血病 / 淋巴瘤 2 基因
BCL6	B-cell CLL/lymphoma 6 gene	B 细胞慢性淋巴细胞性白血病 / 淋巴瘤 6 基因
BCL10	B-cell CLL/lymphoma 10 gene	B 细胞慢性淋巴细胞性白血病 / 淋巴瘤 10 基因
BCR	breakpoint cluster region	断裂点簇集区
BL	Burkitt lymphoma	伯基特淋巴瘤
BM	bone marrow	骨髓
B-PLL	B-cell prolymphocytic leukaemia	B 细胞幼淋巴细胞白血病
BSS	Bernard-Soulier syndrome	巨血小板综合征
CCND1	cyclin D1 gene	细胞周期 D1 基因
cCD	cytoplasmic cluster of differentiation	细胞质分化群
CD	cluster of differentiation	分化群
CDA	congenital dyserythropoietic anaemia	先天性红细胞生成异常性贫血
CEL	chronic eosinophilic leukaemia	慢性嗜酸性粒细胞白血病
CHL	classical Hodgkin lymphoma	经典型霍奇金淋巴瘤
CLL/SLL	chronic lymphocytic leukaemia/small lymphocytic lymphoma	慢性淋巴细胞白血病 / 小淋巴细胞性淋巴瘤
CMML	chronic myelomonocytic leukaemia	慢性粒单核细胞白血病
CM	cutaneous mastocytosis	皮肤肥大细胞增多症
CML	chronic myelogenous leukaemia	慢性髓细胞性白血病
CML-AP	chronic myelogenous leukaemia-accelerated phase	慢性髓细胞性白血病 - 加速期

英文缩写	英文全称	中文全称
CML-BP	chronic myelogenous leukaemia-blast phase	慢性髓细胞性白血病－急变期
CML-CP	chronic myelogenous leukaemia-chronic phase	慢性髓细胞性白血病－慢性期
CMV	cytomegalovirus	巨细胞病毒
CNL	chronic neutrophilic leukaemia	慢性中性粒细胞白血病
CNS	central nervous system	中枢神经系统
CSF	cerebrospinal fluid	脑脊液
CTCL	cutaneous T-cell lymphoma	皮肤 T 细胞淋巴瘤
cyt-u	cytoplasmic	细胞质
DAT	direct antiglobulin test	直接抗球蛋白试验
DBA	Diamond-Blackfan anemia	Diamond-Blackfan 贫血
DC	dyskeratosis congenita	先天性角化不良
DEB	diepoxybutane	双环氧丁烷
del	deletion	缺失
der	derivation	衍生
DIC	disseminated intravascular coagulation	弥散性血管内凝血
DLBCL	diffuse large B-cell lymphoma	弥漫大 B 细胞淋巴瘤
DNA	deoxyribonucleic acid	脱氧核糖核酸
EBV	EB virus	EB 病毒
EDTA	ethylenediamine tetraacetic acid	乙二胺四乙酸
ESR	erythrocyte sedimentation rate	红细胞沉降率
ET	essential thrombocythemia	原发性血小板增多症
ETV6	translocation-Ets-leukemia virus 6	易位 -Ets- 白血病病毒 6
EWS	Ewing sarcoma	尤因肉瘤
FA	Fanconi anemia	范科尼贫血
FGFR1	fibroblast growth factor receptor 1	成纤维细胞生长因子受体 1
FISH	fluorescence *in situ* hybridization	荧光原位杂交
FLI1[※]	Friend leukemia integration 1 transcription factor	Friend 白血病转录因子插入位点 1
FLT3	FMS-like tyrosine kinase 3	FMS 样酪氨酸激酶 3
G-CSF	granulocyte colony-stimulating factor	粒细胞集落刺激因子
GP	glycoprotein	糖蛋白
GPS	gray platelet syndrome	灰色血小板综合征
G-6-PD	glucose-6-phosphate dehydrogenase	葡萄糖 -6- 磷酸脱氢酶
HbCS	haemoglobin Constant Spring	血红蛋白 Constant Spring
HbF	fetal haemoglobin	胎儿血红蛋白
HbH	haemoglobin H	血红蛋白 H
HCL	hairy cell leukaemia	毛细胞白血病
H-E	haematoxylin and eosin	苏木素和伊红
HE	hereditary elliptocytosis	遗传性椭圆形红细胞增多症
HELLP	haemolysis, elevated liver enzymes and low platelet count	溶血、肝酶升高和血小板减少
HEMPAS	hereditary erythroblastic multinuclearity with a positive acidified serum test	遗传性多核幼红细胞伴酸溶血试验阳性
HES	hypereosinophilic syndrome	高嗜酸性粒细胞综合征
HIV	human immunodeficiency virus	人类免疫缺陷病毒
HL	Hodgkin lymphoma	霍奇金淋巴瘤
HPP	hereditary pyropoikilocytosis	遗传性热变性异形红细胞增多症

英文缩写	英文全称	中文全称
HS	hereditary spherocytosis	遗传性球形红细胞增多症
HTLV-1	human T-cell leukaemia virus (human T-lymphotrophic virus) type 1	1 型人 T 细胞白血病病毒（1 型人嗜 T 细胞病毒）
HUS	haemolytic uraemic syndrome	溶血性尿毒症综合征
i	isochromosome	等臂染色体
IGH	IgG heavy chain Locus	免疫球蛋白重链
IGK	immunoglobulin kappa	免疫球蛋白 κ 链
IGL	immunoglobulin lambda	免疫球蛋白 λ 链
IL3	interleukin-3	白细胞介素 -3
IM	infectious mononucleosis	传染性单核细胞增多症
inv	inversion	插入
ISSD	infantile sialic acid storage disease	婴幼儿唾液酸贮积症
ITP	idiopathic thrombocytopenic purpura	特发性血小板减少性紫癜
JAK2	Janus kinase 2	JAK 激酶 2
JMML	juvenile myelomonocytic leukaemia	幼年型粒单细胞白血病
KIT	V-KIT Hardy-Zuckerman 4 feline sarcoma viral oncogene homolog	V-KIT 猫科肉瘤病毒致癌基因同源物
LCH	Langerhans' cell histiocytosis	朗格汉斯细胞组织细胞增生症
LDCHL	lymphocyte-depleted classical Hodgkin lymphoma	淋巴细胞消减型经典型霍奇金淋巴瘤
LGL	large granular lymphocyte	大颗粒淋巴细胞
LPL	lymphoplasmacytic lymphoma	淋巴浆细胞性淋巴瘤
LRCHL	lymphocyte-rich classical Hodgkin lymphoma	富含淋巴细胞性经典型霍奇金淋巴瘤
MALT	mucosa-associated lymphoid tissue	黏膜相关淋巴组织
MALT1	mucosa-associated lymphoid tissue lymphoma translocation gene 1	黏膜相关淋巴组织淋巴瘤易位基因 1
MCCHL	mixed cellularity classical Hodgkin lymphoma	混合细胞性经典型霍奇金淋巴瘤
MCH	mean cell haemoglobin	红细胞平均血红蛋白量
MCHC	mean cell haemoglobin concentration	红细胞平均血红蛋白浓度
MCL	mast cell leukaemia	肥大细胞白血病
MCV	mean cell volume	红细胞平均体积
MDS	myelodysplastic syndrome	骨髓增生异常综合征
MDS/MPN-U	myelodysplastic/myeloproliferative neoplasm-unclassifiable	骨髓增生异常 / 骨髓增殖性肿瘤 - 未分类
MDS-U	myelodysplastic syndrome-unclassifiable	骨髓增生异常综合征 - 未分类
MHA	May-Hegglin anomaly	May-Hegglin 畸形
MLL	mixed lineage leukaemia gene	混合谱系白血病基因
MPAL	mixed phenotype acute leukaemia	混合表型急性白血病
MPN-U	myeloproliferative neoplasm-unclassifiable	骨髓增殖性肿瘤 - 未分类
MPO	myeloperoxidase	髓过氧化物酶
MPV	mean platelet volume	血小板平均体积
MYC	V-MYC avian myelocytomatosis viral oncogene homolog	V-MYC 禽类髓细胞瘤病毒致癌基因同源物
NaF	sodium fluoride	氟化钠
NAP	neutrophil alkaline phosphatase	中性粒细胞碱性磷酸酶
N/C ratio	nuclear cytoplasmic ratio	核质比
NEC	necrotizing enterocolitis	坏死性小肠结肠炎
NHL	non-Hodgkin lymphoma	非霍奇金淋巴瘤

英文缩写	英文全称	中文全称
NK	natural killer cell	自然杀伤细胞
NLPHL	nodular lymphocyte predominant Hodgkin lymphoma	结节性淋巴细胞为主型霍奇金淋巴瘤
NOS	not otherwise specified	非特定类型
NPM1	nucleophosmin/nucleoplasmin family member 1	核仁磷酸蛋白家族成员 1
NRBC	nucleated red blood cell	有核红细胞
NSCHL	nodular sclerosis classical Hodgkin lymphoma	结节硬化性经典型霍奇金淋巴瘤
PB	peripheral blood	外周血
PAS	periodic acid-Schiff	过碘酸希夫
PBX1	pre-B-cell leukaemia transcription factor 1	前 B 细胞白血病转录因子 1
PCH	paroxysmal cold haemoglobinuria	阵发性冷性血红蛋白尿症
PDGFRA	platelet-derived growth factor receptor，alpha	血小板衍生生长因子 α 受体
PDGFRB	platelet-derived growth factor receptor，beta	血小板衍生生长因子 β 受体
PDW	platelet distribution width	血小板分布宽度
Ph	Philadelphia chromosome	费城染色体
PK	pyruvate kinase	丙酮酸激酶
PLL	prolymphocytic leukaemia	幼淋巴细胞白血病
PMF	primary myelofibrosis	原发性骨髓纤维化
PNH	paroxysmal nocturnal haemoglobinuria	阵发性睡眠性血红蛋白尿症
PV	polycythemia vera	真性红细胞增多症
RA	refractory anaemia	难治性贫血
RAEB	refractory anaemia with excess blasts	难治性贫血伴原始细胞增多
RAEB-F	refractory anaemia with excess blasts with fibrosis	难治性贫血伴原始细胞增多伴纤维化
RARA	retinoic acid receptor alpha gene	维 A 酸受体 α 基因
RBC	red blood cell	红细胞
RARS	refractory anaemia with ring sideroblasts	难治性贫血伴环状铁粒幼细胞
RCC	refractory cytopenia of childhood	儿童难治性血细胞减少症
RCMD	refractory cytopenia with multilineage dysplasia	难治性血细胞减少伴多系发育异常
RCMD-RS	refractory anaemia with multilineage dysplasia and ring sideroblasts	难治性贫血伴多系发育异常和环状铁粒幼细胞增多
RCUD	refractory cytopenia with uniparental dysplasia	难治性血细胞减少伴单系发育异常
RDW	red cell distribution width	红细胞分布宽度
RN	refractory neutropenia	难治性中性粒细胞减少
RNA	ribonucleic acid	核糖核酸
RT	refractory thrombocytopenia	难治性血小板减少
RUNX1	runt-related transcription factor 1	runt 相关转录因子 1
SBB	Sudan black B	苏丹黑 B
SDS	Shwachman-Diamond syndrome	Shwachman-Diamond 综合征
SIg	surface immunoglobulin	膜表面免疫球蛋白
SM	systemic mastocytosis	系统性肥大细胞增多症
SMZL	splenic marginal zone lymphoma	脾边缘区淋巴瘤
T	translocation	易位
TAM	transient abnormal myelopoiesis	短暂性髓系造血异常
t-AML	therapy-related acute myeloid leukaemia	治疗相关急性髓系白血病
TAR	thrombocytopenia with absent radii	血小板减少伴桡骨缺失
TCR	T-cell receptor	T 细胞受体

英文缩写	英文全称	中文全称
TdT	terminal deoxynucleotidyl transferase	末端脱氧核苷酸转移酶
TEC	transient erythroblastopenia of childhood	儿童期短暂幼红细胞减少症
T-LGL	T-cell large granular lymphocytic leukaemia	T 细胞大颗粒淋巴细胞白血病
t-MDS	therapy-related myelodysplastic syndrome	治疗相关骨髓增生异常综合征
t-MDS/MPN	therapy-related myelodysplastic syndrome/myeloproliferative neoplasm	治疗相关骨髓增生异常综合征 / 骨髓增殖性肿瘤
TP53	tumour protein p53	肿瘤蛋白 p53
T-PLL	T-cell prolymphocytic leukaemia	T 细胞幼淋巴细胞白血病
TTP	thrombotic thrombocytopenic purpura	血栓性血小板减少性紫癜
WAS	Wiskott-Aldrich syndrome	威斯科特 - 奥尔德里奇综合征
WBC	white blood cell	白细胞
WCC	white cell count	白细胞计数
WHO	World Health Organization	世界卫生组织
ZBTB16	zinc finger-and BTB domain-containing protein 16	锌指蛋白和 BTB 结构域蛋白 16

※ FLI1 在原著中为 interleukin 1 family, member 7 (zeta)，现修订为 Friend leukemia integration 1 transcription factor，即 Friend 白血病转录因子插入位点 1。

原著审稿专家

John M Bennett 医学博士
- 罗切斯特大学病理与检验医学系教授，内科学荣誉教授（美国，纽约州）
- 《白血病研究杂志》主编
- Bio-Reference Laboratories 公司科学咨询委员会主席

Peter Greenberg 医学博士
- 斯坦福大学癌症中心斯坦福骨髓增生异常综合征中心主任，血液内科学教授（美国，加利福尼亚州，斯坦福）

Valerie Ng 哲学博士，医学博士
- 2008 ～ 2010 年阿拉米达县医学中心医务工会主席
- 阿拉米达县医学中心／高地总院检验医学与病理科主任和临床实验室主任（美国，加利福尼亚州，奥克兰）

Philip John Wakem NZCS，Dip MLT（NZ），MMLSc，MNZIMLS
- 太平洋辅助医疗培训中心项目协调员和血液技术专家（新西兰，惠灵顿）

Narelle Woodland MSc
- 科技大学医学与分子生物科学系高级讲师（澳大利亚，新南威尔士，悉尼）

目录

第一章　红细胞

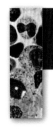

第一部分 红细胞造血

一、正常红细胞造血

红细胞造血分为若干阶段。骨髓（bone marrow，BM）中最早可识别的幼红细胞是原始红细胞，其次依次为早幼红细胞、中幼红细胞、晚幼红细胞、嗜多色性红细胞和成熟红细胞。

正常红细胞生成有下列逐渐演变的特点：

（1）胞体变小。

（2）细胞质（简称胞质）成熟：随着细胞质血红蛋白的逐渐合成，胞质从嗜碱性变为嗜酸性。此过程伴随核糖核酸（ribonucleic acid，RNA）的逐渐减少。

（3）细胞核（简称胞核）成熟：染色质逐渐致密、固缩；核仁消失；晚幼红细胞阶段胞核最终被挤出细胞，但该红细胞仍在骨髓中停留一定时间。嗜多色性红细胞仍含部分残留 RNA，经 1～2 d 后完全消失，最终发育成为完全血红蛋白化的成熟红细胞。

涂片固定后经罗氏染液（Romanowsky 染液）染色可观察到上述形态特征。

1. 原始红细胞

原始红细胞直径 12～20 μm；胞核大，几乎占据整个细胞，染色质细致，呈网状外观，核仁可见；胞质较白细胞系的原始细胞有更强的嗜碱性。

见图 A1-1。

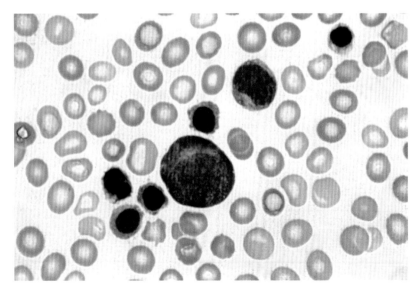

图 A1-1

新生儿溶血性疾病：婴儿外周血涂片可见原始红细胞和中幼红细胞（×1 000）

2. 早幼红细胞

早幼红细胞直径 10 ～ 16 μm；胞核相对较大，染色质浓厚，呈粗颗粒状外观；核仁消失；胞质仍呈强嗜碱性。

见图 A1-2。

3. 中幼红细胞

中幼红细胞直径 8 ～ 14 μm；胞核缩小，染色质更致密，倾向于聚集成车轮状外观；胞质嗜碱性逐渐消失，随着血红蛋白合成的增加胞质呈多色或淡紫色。

见图 A1-3。

4. 晚幼红细胞

晚幼红细胞直径 8 ～ 10 μm；胞核小，染色质呈粗颗粒状、固缩；胞质呈淡粉红色伴多色色调则提示血红蛋白合成增多。随着细胞的成熟，胞核进一步缩小，最后被挤出胞质，但仍在骨髓中停留一定时间。

见图 A1-4。

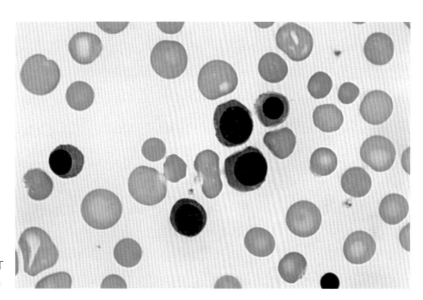

图 A1-2
新生儿溶血性疾病：婴儿外周血涂片可见早幼红细胞和中幼红细胞（×1 000）

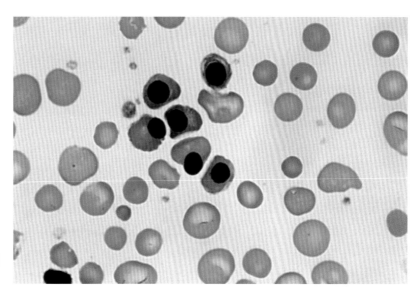

图 A1-3
新生儿溶血性疾病：婴儿外周血涂片可见中幼红细胞（×1 000）

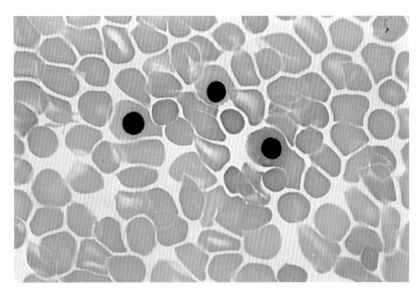

图 A1-4

新生儿溶血性疾病：婴儿外周血涂片可见中幼红细胞和晚幼红细胞（×1 000）

5. 嗜多色性红细胞

嗜多色性红细胞为年轻红细胞，体积较成熟红细胞稍大。因含少量残留 RNA，胞质呈多色性，通过新亚甲蓝或煌焦油蓝活体染色可证实为网织红细胞。当胞质中 RNA 消失，嗜多色性红细胞就发育成为完全血红蛋白化的成熟红细胞。

见图 A1-5。

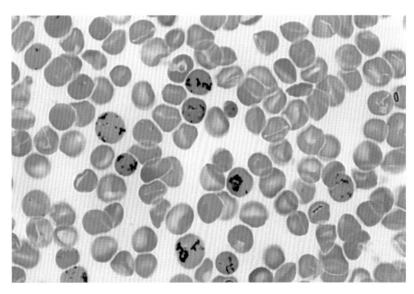

图 A1-5

新亚甲蓝染色外周血涂片可见网织红细胞（×1 000）

6. 成熟红细胞

成熟红细胞呈双凹圆盘状，直径约 7 μm，中央淡染区小于红细胞直径的 1/3。成熟红细胞经过任何一种罗氏染液染色后均呈嗜酸反应。红细胞平均寿命为 120 d。

见图 A1-6。

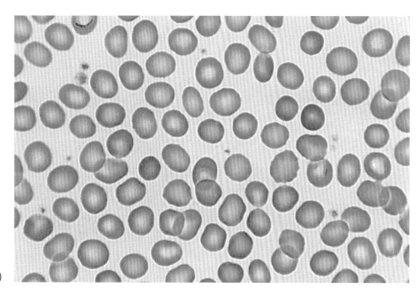

图 A1-6

外周血涂片可见成熟红细胞（×1 000）

二、巨幼红细胞造血

巨幼红细胞是缺乏维生素 B_{12} 和（或）叶酸而使患者骨髓产生的异常幼红细胞。维生素 B_{12} 和叶酸是合成脱氧核糖核酸（deoxyribonucleic acid，DNA）的重要物质，有利于正常红细胞成熟和发育。

红细胞巨幼样变见于其成熟的各阶段。巨幼红细胞按正常红细胞生成阶段依次为巨原始红细胞、巨早幼红细胞、巨中幼红细胞、巨晚幼红细胞和巨红细胞。

巨幼红细胞和正常幼红细胞有下列不同：

（1）巨幼红细胞在各发育阶段体积偏大。

（2）胞核成熟异常，因维生素 B_{12} 和叶酸是合成 DNA 的重要物质，两者任一缺乏均会导致胞核成熟异常和核质发育不同步，表现为细胞成熟过程中各阶段胞核发育滞后于胞质。巨中幼红细胞最典型，胞质呈多色性，但核染色质仍细致且疏松，不像染色质致密结块的正常中幼红细胞。

（3）有丝分裂现象常见，有时伴异常有丝分裂。

见图 A1-7 ～ A1-12。

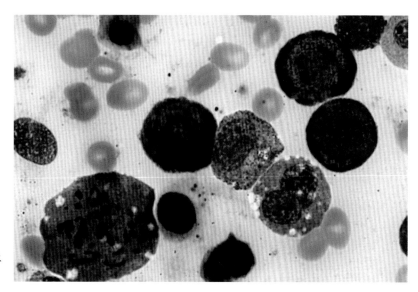

图 A1-7

巨幼细胞贫血：骨髓涂片可见异常有丝分裂（×1 000）

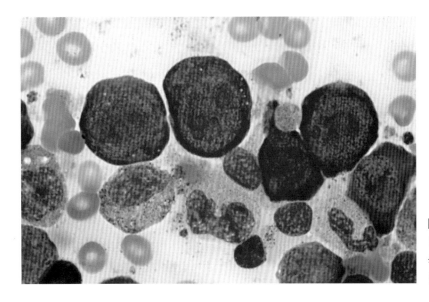

图 A1-8

巨幼细胞贫血：骨髓涂片可见巨原始幼红细胞、巨早幼红细胞与幼粒细胞（×1 000）

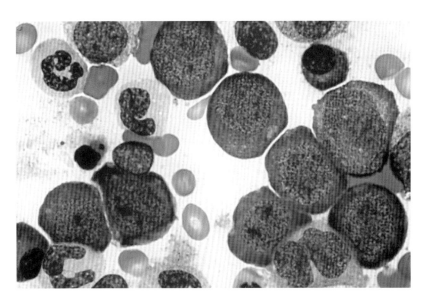

图 A1-9

巨幼细胞贫血：骨髓涂片可见巨早幼红细胞（×1 000）

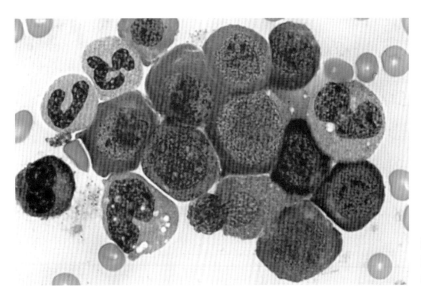

图 A1-10

巨幼细胞贫血：骨髓涂片可见巨早幼红细胞和巨中幼红细胞（×1 000）

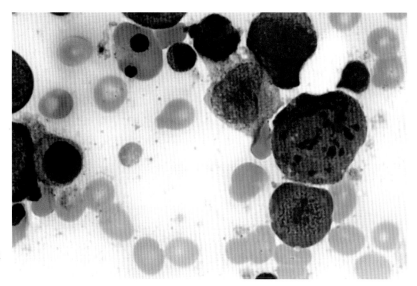

图 A1-11
巨幼细胞贫血：骨髓涂片可见巨中幼红细胞和巨晚幼红细胞（×1 000）

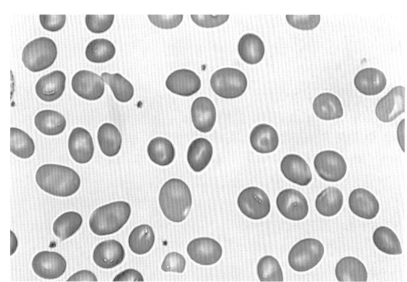

图 A1-12
巨幼细胞贫血：外周血涂片可见巨红细胞（×1 000）

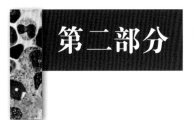

第二部分 营养缺乏性贫血

一、缺铁性贫血

机体内铁含量低于正常时会发生缺铁性贫血。特点是储存铁减少或缺乏、血清铁含量降低、转铁蛋白升高、转铁蛋白饱和度降低、血红蛋白降低、红细胞比容降低及红细胞数量减少。缺铁性贫血的红细胞为小细胞和低色素性红细胞。红细胞特殊参数，如红细胞平均体积（mean cell volume，MCV）和红细胞平均血红蛋白量（mean cell haemoglobin，MCH）降低，而红细胞分布宽度（red cell distribution width，RDW）增宽。

失血过多是缺铁性贫血的一个主要原因。其他原因包括饮食铁摄入不足，少数情况为吸收不良。妊娠和生长发育期对铁需求增加，此时发生缺铁性贫血风险增加。小细胞低色素性红细胞血常规特点是 MCV < 80 fL，MCH < 27 pg。红细胞大小可通过与小淋巴细胞对比进行评估。

缺铁性贫血患者外周血涂片可见典型形态特点，包括红细胞大小不均和小红细胞、低色素性红细胞、卵圆形细胞、铅笔样红细胞和裂红细胞，常伴血小板增多。缺铁性贫血治疗期间外周血涂片可见双相性红细胞，即存在小细胞低色素性红细胞与正细胞正色素性红细胞两种不同大小红细胞群体。

严重缺铁性贫血患者骨髓检查发现幼红细胞的体积较正常幼红细胞小，胞质边缘不整齐，血红蛋白充盈不足。普鲁士蓝染色用于评估骨髓中铁储备情况，骨髓小粒中存在含铁血黄素时，可被染成蓝绿色；铁缺乏时含铁血黄素则减少或缺失。

见图 A2-1 ～图 A2-4。

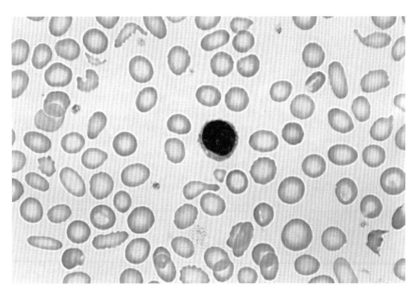

图 A2-1

缺铁性贫血患者外周血涂片可见小细胞低色素性红细胞、椭圆形红细胞和破碎红细胞（×1 000）

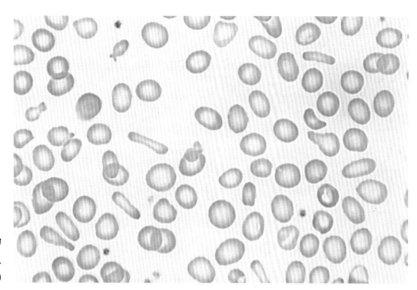

图 A2-2
缺铁性贫血患者外周血涂片可见小细胞低色素性红细胞、椭圆形红细胞、铅笔样红细胞和破碎红细胞（×1 000）

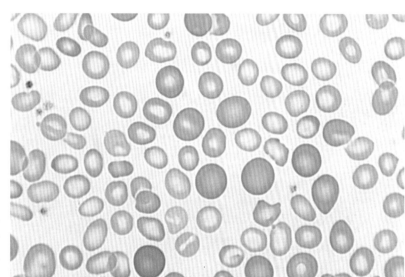

图 A2-3
儿童缺铁性贫血患者治疗后外周血涂片可见双相性红细胞：同时存在小细胞低色素性红细胞和正细胞正色素性红细胞（×1 000）

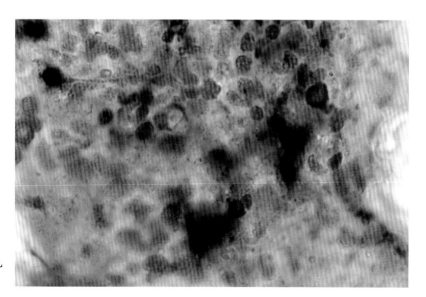

图 A2-4
普鲁士蓝染色显示骨髓小粒中有蓝色含铁血黄素（×1 000）

二、巨幼细胞贫血

巨幼细胞贫血是维生素 B_{12} 和（或）叶酸缺乏引起的贫血。吸收不良常导致维生素 B_{12} 缺乏，恶性贫血是吸收不良的一种类型，是胃壁细胞内因子缺乏的自身免疫性疾病。少数情况下，饮食摄入不足可引起维生素 B_{12} 缺乏。叶酸缺乏的原因是饮食结构不合理，特别是绿叶蔬菜和水果摄入不足、妊娠时叶酸需求增加，而吸收功能障碍少见。

外周血和骨髓涂片可见巨幼细胞贫血的典型形态，红细胞出现特征性的核质发育不同步，大红细胞增多，MCV 为 100 ～ 150 fL。红细胞形态呈卵圆形，可含有嗜碱性点彩，Howell-Jolly 小体、泪滴形红细胞易见。骨髓涂片可见中性分叶核粒细胞分叶过多和巨晚幼粒细胞。由饮食不合理引起的巨幼细胞贫血患者存在铁摄入不足现象，可合并小细胞低色素性贫血，这种伴随出现小细胞低色素性贫血的巨幼细胞贫血称为混合性贫血。

见图 A2-5 ～图 A2-9。

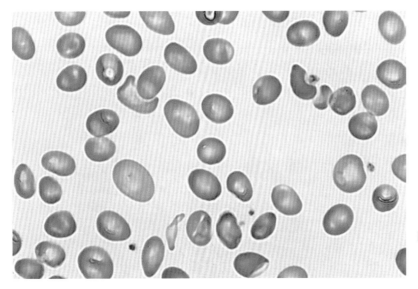

图 A2-5
巨幼细胞贫血患者外周血涂片可见许多卵圆形大红细胞（×1 000）

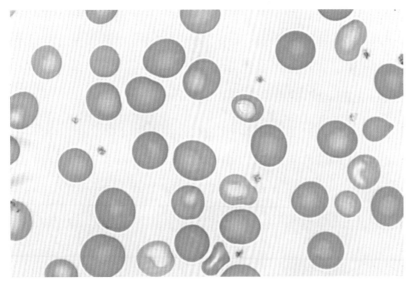

图 A2-6
酒精性肝病患者血清和红细胞叶酸水平降低，外周血涂片可见圆形大红细胞（×1 000）

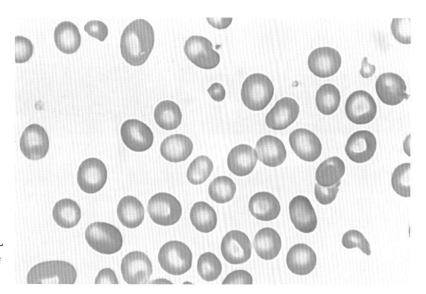

图 A2-7
维生素 B_{12}、叶酸和铁缺乏的 4 个月儿童（素食母亲母乳养育）外周血涂片可见混合性贫血的血象（×1 000）

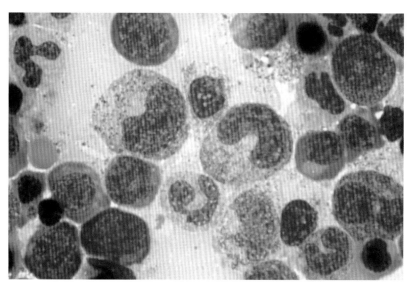

图 A2-8
巨幼细胞贫血患者骨髓涂片可见 2 个巨晚幼粒细胞（×1 000）

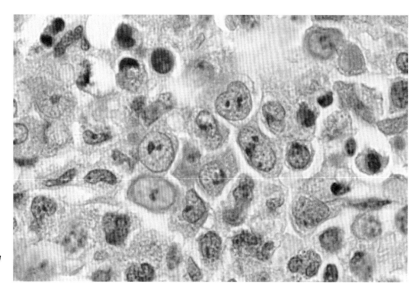

图 A2-9
巨幼细胞贫血患者骨髓活检可见巨幼红细胞增多（×1 000）

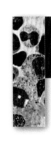

第三部分 溶血性贫血

一、自身免疫性溶血性贫血

自身免疫性溶血性贫血（autoimmune hemolytic anemia，AIHA）是机体免疫系统对自身红细胞产生抗体并导致红细胞破坏所致。此类抗体可以是温抗体，也可以是冷抗体，某些情况下抗体有较宽的温差范围。

温抗体型自身免疫性溶血性贫血最常见，产生的抗体属 IgG 型，37 ℃时活性最大。冷抗体型自身免疫性溶血性贫血抗体属 IgM 型，在 37 ℃以下有活性。

自身免疫性溶血性贫血患者外周血涂片可见球形红细胞、嗜多色性红细胞、有核红细胞（nucleated red blood cell，NRBC）。冷抗体型自身免疫性溶血性贫血还会出现冷凝集现象。

自身免疫性溶血性贫血的诊断基于患者红细胞直接抗球蛋白试验（direct antiglobulin test，DAT）的结果。阳性结果提示红细胞表面存在抗体或补体，以此证实自身免疫性溶血性贫血的诊断。DAT 还可用于鉴别自身免疫性溶血性贫血和遗传性球形红细胞增多症：两种疾病血涂片形态特点相似，但遗传性球形红细胞增多症 DAT 阴性。

见图 A3-1 ～图 A3-3。

二、阵发性冷性血红蛋白尿症

阵发性冷性血红蛋白尿症（paroxysmal cold haemoglobinuria，PCH）是 Julius Donath 和 Karl Landsteiner 在 1904 年报道的一种自身免疫性溶血性贫血。其多见于 5 岁以下儿童，外周血涂片特点与自身免疫性溶血性贫血类似，可见球形红细胞、网织红细胞和有核红细胞。该病 Donath-Landsteiner 抗体阳性，该抗体是一种多克隆 IgG 抗体，可与多种红细胞抗原结合，如红细胞表面 I、i、P 和 p 抗原。红细胞表面 P 抗原是主要靶抗原，低温时多克隆 IgG 抗 P 自身抗体与红细胞表面抗原结合，当血液回流到温暖的中心循环时，补体溶解破坏红细胞，从而引起血管内溶血，DAT（C3d）阳性。有时血涂片可见单核细胞和粒细胞吞噬红细胞现象。

见图 A3-4 ～图 A3-6。

三、非免疫性溶血性贫血

1. 梭状芽孢杆菌败血症

魏氏梭菌和产气荚膜梭菌引起的败血症可导致严重的急进性血管内溶血性贫血，外周血涂片可见小球形红细胞增多。细菌可产生一种破坏膜收缩蛋白的水解毒素，该毒素可破坏红细胞膜，常累及整个红细胞。

见图 A3-7、图 A3-8。

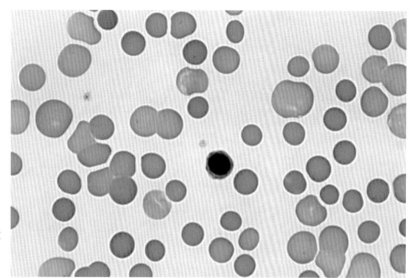

图 A3-1
自身免疫性溶血性贫血（温抗体型）：
患者外周血涂片可见球形红细胞、嗜
多色性红细胞和有核红细胞（×1 000）

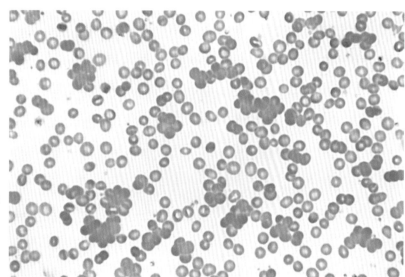

图 A3-2
自身免疫性溶血性贫血（冷抗体型）：
患者外周血涂片可见明显红细胞凝集。
冷凝集素会引起 MCV 假性升高，标
本需在 37 ℃孵育后才可进行仪器检测
（×1 000）

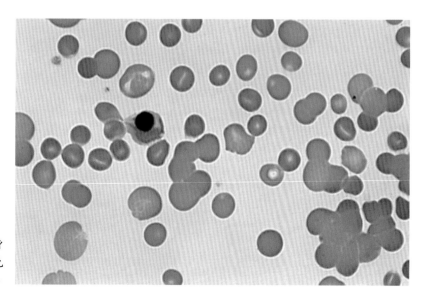

图 A3-3
外周血涂片可见温度范围较宽的自身
抗体，引起冷抗体型或温抗体型自身免
疫性溶血性贫血的血象变化（×1 000）

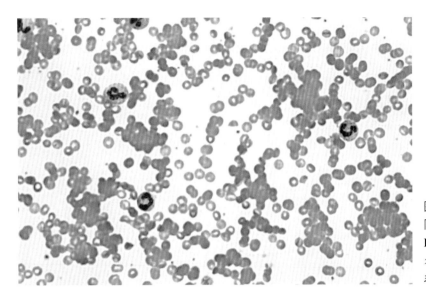

图 A3-4

阵发性冷性血红蛋白尿症：Donath-Landsteiner 抗体阳性溶血性贫血患者。外周血涂片可见红细胞自身凝集现象、球形红细胞和网织红细胞（×400）

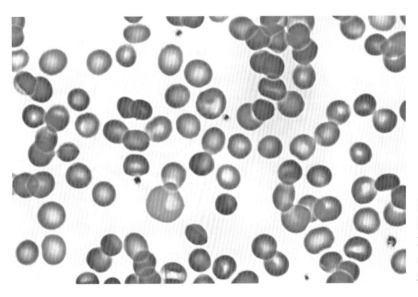

图 A3-5

阵发性冷性血红蛋白尿症：Donath-Landsteiner 抗体阳性溶血性贫血患者。外周血涂片可见红细胞自身凝集现象、球形红细胞和网织红细胞（×1 000）

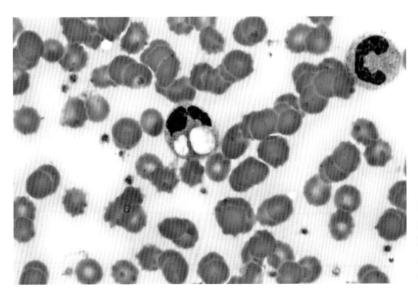

图 A3-6

阵发性冷性血红蛋白尿症：Donath-Landsteiner 抗体阳性溶血性贫血患者。外周血涂片可见中性分叶核粒细胞吞噬红细胞现象（×1 000）

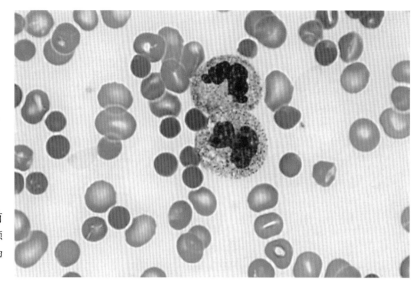

图 A3-7

梭状芽孢杆菌败血症：产气荚膜梭菌败血症患者外周血涂片可见含中毒颗粒的中性分叶核粒细胞和小球形红细胞（×1 000）

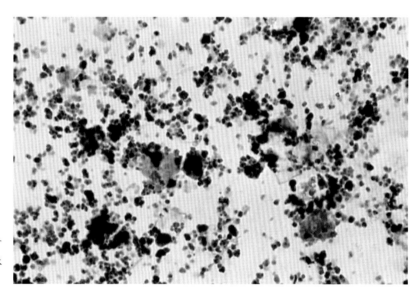

图 A3-8

梭状芽孢杆菌败血症：图 A3-7 患者尿沉渣普鲁士蓝染色可见阳性的含铁血黄素，提示血管内溶血（×1 000）

2. 阵发性睡眠性血红蛋白尿症

阵发性睡眠性血红蛋白尿症（paroxysmal nocturnal haemoglobinuria，PNH）是一种造血干细胞疾病，常累及红细胞、白细胞和血小板。红细胞异常表现为血管内发生补体介导红细胞溶解。患者红细胞膜蛋白缺乏，尤其是"衰变加速因子"（DAF CD55）、"膜反应性溶解抑制物"（MIRL CD59）和"同源限制因子"（HRF），从而引起临床上严重溶血。这些蛋白质在补体对红细胞的溶解过程有负性调节作用。阵发性睡眠性血红蛋白尿症患者表现为重度贫血，血红蛋白从 < 50 g/L 至正常。患者也可发生全血细胞减少、再生障碍性贫血。也有网织红细胞增多伴大红细胞出现，有时因缺铁出现小细胞低色素性贫血。

见图 A3-9。

3. 铅中毒性溶血性贫血

铅的摄入可直接抑制血红素合成过程的一些酶，从而干扰血红素合成。嘧啶 5'- 核糖核酸酶就是其中的一种酶，体内如缺乏嘧啶 5'- 核糖核酸酶，可使红细胞嘧啶核苷酸堆积，阻碍铁与血红素结合的正常速度，导致红细胞寿命缩短，从而引起轻度溶血性贫血。血涂片采用罗氏染色观察红细胞，胞质中出现特征性的细小或粗大颗粒的嗜碱性点彩红细胞。若非新鲜血涂片或未即刻固定，乙二胺四乙酸（ethylenediamine tetraacetic acid，EDTA）抗凝剂会影响对铅中毒时嗜碱性点彩红细胞的观察。

见图 A3-10。

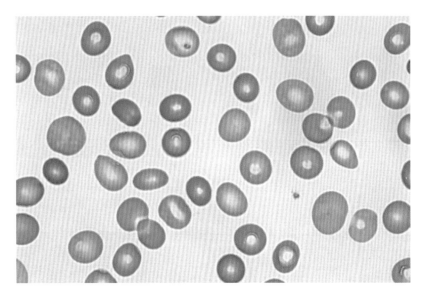

图 A3-9
阵发性睡眠性血红蛋白尿症：患者外周血涂片可见大红细胞贫血，伴嗜多色性红细胞或网织红细胞增多（×1 000）

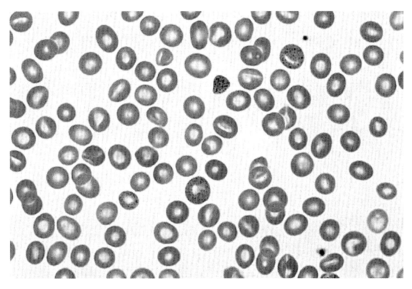

图 A3-10
铅中毒性溶血性贫血：患者血清铅浓度为 5.95 µmol/L，外周血涂片可见细小或粗大颗粒的嗜碱性点彩红细胞（×1 000）

四、微血管病性溶血性贫血

微血管病变是小血管疾病，为红细胞通过微小血管或受损和硬化血管时受到物理损伤而引起微血管病性溶血性贫血。

血涂片可见有尖锐突起的红细胞碎片数量增加，这些碎片称为裂红细胞，即由微血管病变过程产生的红细胞。红细胞通过受损血管的纤维蛋白网或通过受损人工心脏瓣膜时，会破损或撕裂。血小板减少是部分微血管病性溶血性贫血的典型表现。

多种疾病外周血涂片特点与微血管病变相似，如溶血性尿毒症综合征（haemolytic uraemic syndrome，HUS），血栓性血小板减少性紫癜（thrombotic thrombocytopenic purpura，TTP），获得性免疫缺陷综合征（acquired immunodeficiency syndrome，AIDS），弥散性血管内凝血（disseminated intravascular coagulation，DIC），瓣膜性心脏病，溶血、肝酶升高和血小板减少（haemolysis，elevated liver enzymes and low platelet count，HELLP）（即 HELLP 综合征）或妊娠子痫前期，坏死性小肠结肠炎（necrotizing enterocolitis，NEC），恶性肿瘤和急性肾衰竭。使用环孢素免疫抑制剂也可引起微血管病性溶血性贫血。

见图 A3-11 ～图 A3-20。

1. 溶血性尿毒症综合征

溶血性尿毒症综合征最常见于婴儿和儿童早期，由大肠埃希菌 O157 菌株感染引起。细菌产生一种白细胞毒素，并吸附到血管内皮，特别是肾小球内皮层，该毒素可引起严重肾小球肾炎，继而出现微血管病变相关的红细胞形态改变。

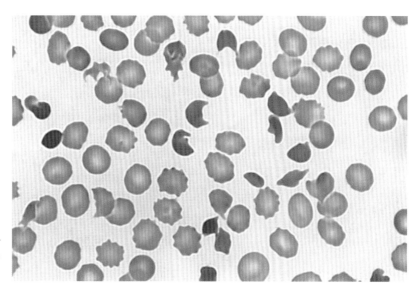

图 A3-11

溶血性尿毒症综合征：患者外周血涂片可见裂红细胞增多和血小板减少（×1 000）

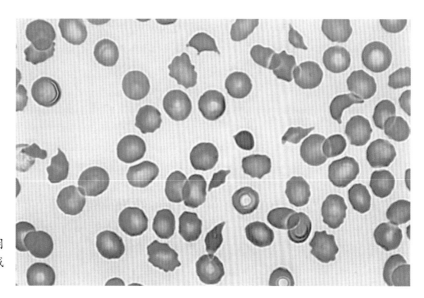

图 A3-12

血栓性血小板减少性紫癜：患者外周血涂片可见裂红细胞增多和血小板减少（×1 000）

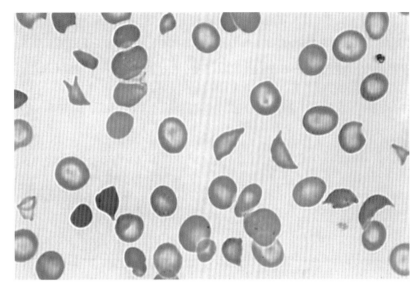

图 A3-13

获得性免疫缺陷综合征：患者外周血涂片可见裂红细胞增多和血小板减少（×1 000）

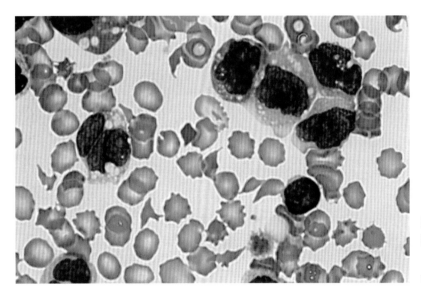

图 A3-14

弥散性血管内凝血：慢性粒单核细胞白血病患者外周血涂片可见大量裂红细胞和血小板减少（×1 000）

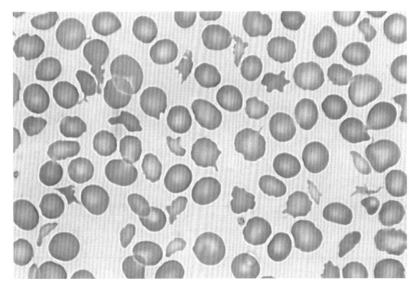

图 A3-15

瓣膜性心脏病：患者外周血涂片可见裂红细胞增多，血小板计数常正常（×1 000）

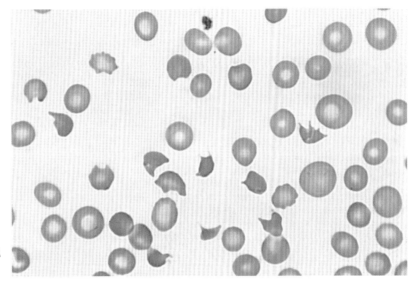

图 A3-16
胃癌：患者外周血涂片可见裂红细胞
增多和血小板减少（×1 000）

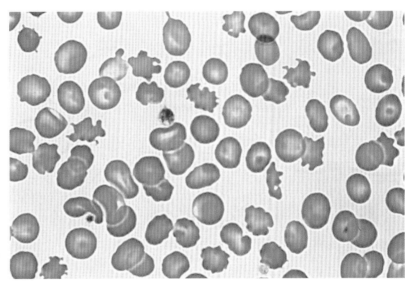

图 A3-17
急性肾衰竭：患者外周血涂片可见锯
齿状红细胞增多（×1 000）

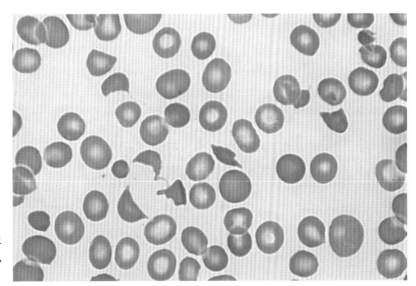

图 A3-18
干细胞移植患者使用环孢素后诱发微
血管病性溶血性贫血，外周血涂片可见
裂红细胞增多和血小板减少（×1 000）

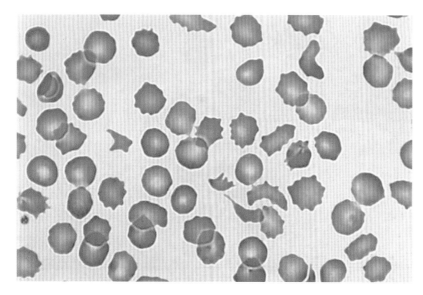

图 A3-19

坏死性小肠结肠炎：早产儿外周血涂片可见裂红细胞增多和血小板减少（×1 000）

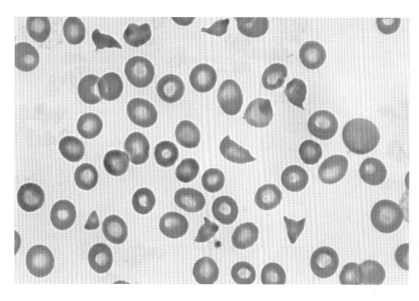

图 A3-20

HELLP 综合征：妊娠晚期初产妇外周血涂片可见裂红细胞（×1 000）

溶血性尿毒症综合征血涂片可见裂红细胞增多和血小板减少。

见图 A3-11。

2. 血栓性血小板减少性紫癜

血栓性血小板减少性紫癜是以成人为主的一种微血管病性溶血性贫血，有 5 项临床特点，即发热、血小板减少、贫血、神经系统症状和肾病。血涂片可见裂红细胞。

获得性免疫缺陷综合征相关疾病患者也有发生血栓性血小板减少性紫癜的报道。

见图 A3-12。

3. 弥散性血管内凝血

血小板和纤维蛋白血栓阻塞小血管时可改变血管通畅性，从而引起血管内溶血，发生弥散性血管内凝血。血涂片可见裂红细胞增多、血小板减少。

见图 A3-14。

4. 瓣膜性心脏病

微血管病性溶血性贫血常发生于瓣膜性心脏病和部分人工心脏瓣膜植入患者。疾病出现异常血流，产生高剪切力，从而导致血涂片出现微血管病变的典型表现，即裂红细胞增多，但血小板计数常正常。

见图 A3-15。

5. 恶性肿瘤

微血管病性溶血性贫血可能与恶性肿瘤如转移性腺癌有关，尤其是乳腺癌和胃癌等黏蛋白分泌性腺癌。其在微血管系统中发生转移，尤其是肺转移时可出现微血管病变相关的外周血形态改变和血小板减少。

见图 A3-16。

6. 环孢素

免疫抑制剂环孢素有肾毒性，可引起微血管病变的血象改变和血小板减少。

见图 A3-18。

7. HELLP 综合征

HELLP 综合征是重度先兆子痫和发生子痫时的一种多系统综合征。主要影响妊娠晚期初产妇和经产妇。HELLP 综合征的特点是微血管病性溶血性贫血、肝功能不全、肾衰竭，严重时可发生弥散性血管内凝血。

首选的治疗是引产，但终止妊娠后该病仍处于活动进展期，疾病活动度于产后 24 ～ 48 h 达到高峰。

见图 A3-20。

五、氧化性药物引起溶血性贫血

未行脾切除术患者，通过血涂片很容易分辨出氧化性药物使用情况。两种常用氧化性药物——氨苯砜和柳氮磺吡啶，可引起 Heinz 小体阳性溶血性贫血，血涂片红细胞可见咬痕红细胞、水泡红细胞。Heinz 小体是变性血红蛋白沉淀物，是红细胞氧化的表现。脾脏在快速剔除或清除 Heinz 小体时可形成咬痕红细胞。若咬痕红细胞胞膜重新融合，则形成水泡红细胞。早产儿和足月新生儿红细胞对氧化剂更敏感，尽管婴幼儿葡萄糖 -6- 磷酸脱氢酶（glucose-6-phosphate dehydrogenase，G-6-PD）水平正常，但长期接触萘可引起溶血性贫血。

见图 A3-21 ～图 A3-24。

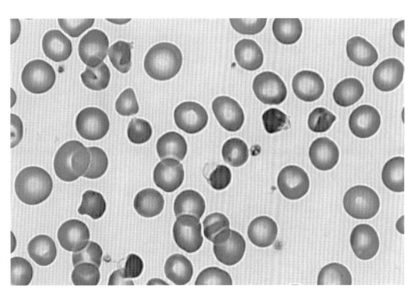

图 A3-21
氧化性药物引起溶血性贫血：患者外周血涂片可见咬痕红细胞和水泡红细胞（×1 000）

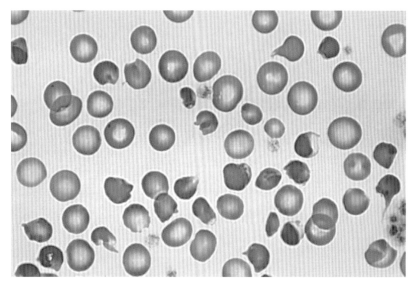

图 A3-22

萘诱导溶血性贫血：19 d 新生儿（葡萄糖 -6- 磷酸脱氢酶水平正常）外周血涂片可见咬痕红细胞和水泡红细胞（×1 000）

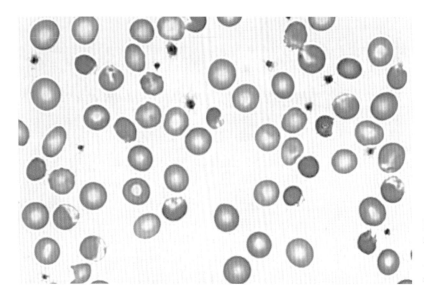

图 A3-23

葡萄糖 -6- 磷酸脱氢酶缺乏：患者食用蚕豆后外周血涂片可见咬痕红细胞和水泡红细胞（×1 000）

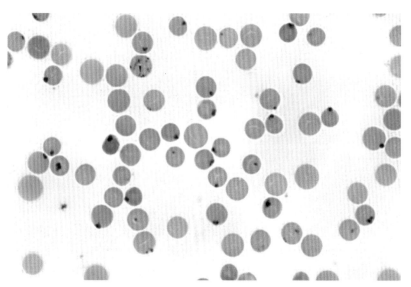

图 A3-24

脾切除术后患者服用氧化性药物后外周血涂片可见许多 Heinz 小体（新亚甲蓝染色，×1 000）

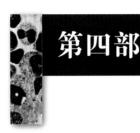

第四部分　血红蛋白病

　　地中海贫血是基因突变影响正常血红蛋白合成的一组遗传性贫血。正常血红蛋白由 2 对肽链即 α- 链和非 α（β、γ 或 δ）链组成。每条链包裹 1 个含铁卟啉，即血红素。正常血红蛋白包括：①血红蛋白 A，由 2 条 α- 链和 2 条 β- 珠蛋白链组成。②血红蛋白 A_2，由 2 条 α- 链和 2 条 δ- 珠蛋白链组成。③血红蛋白 F，由 2 条 α- 链和 2 条 γ- 珠蛋白链组成。

　　α- 地中海贫血特征是 α- 珠蛋白链合成减少或完全缺乏，而 β- 地中海贫血的特征是 β- 珠蛋白链减少或完全缺乏。两者外周血特点常表现为小细胞低色素性贫血。

一、α- 地中海贫血

　　α- 地中海贫血通常发生在东南亚、地中海、非洲和中国等地区。编码 α- 珠蛋白的 4 个基因中任一数量减少或缺失均可引起 α- 地中海贫血。α- 地中海贫血按突变基因数量主要分为 4 组，α- 地中海贫血突变基因数量与疾病状态关系具体见表 A4-1。

表 A4-1　α- 地中海贫血突变基因数量与疾病状态关系

突变基因数量	疾病状态
1	无症状 α- 地中海贫血携带者（静止型）
2	轻型 α- 地中海贫血（标准型）
3	血红蛋白 H 病（HbH 病）
4	胎儿水肿

　　1. 无症状 α- 地中海贫血携带者（静止型）

　　无症状 α- 地中海贫血携带者仅出现轻度或无血液学异常。血红蛋白和 MCV 均低于正常值。血涂片未见明显小红细胞增多现象。无症状 α- 地中海贫血携带者诊断需通过家系研究和（或）基因分析。

　　2. 轻型 α- 地中海贫血（标准型）

　　轻型 α- 地中海贫血血涂片可见小细胞低色素性红细胞，MCV 均值为 68 fL，MCH 均值为 22 pg。血液在 37 ℃条件下用亮甲酚蓝等活体染液染色并孵育 2 h，可出现 HbH 包涵体（β4），该包涵体为血红蛋白 H（HbH）沉淀物，使红细胞呈高尔夫球样外观。α- 地中海贫血血红蛋白电泳正常，偶检出 HbH 细胞对 α- 地中海贫血诊断至关重要。

　　见图 A4-1。

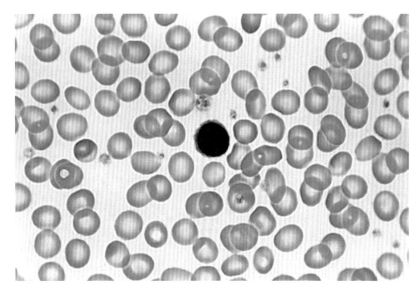

图 A4-1

轻型 α- 地中海贫血：患者外周血涂片可见均一的小细胞低色素红细胞（×1 000）

3. 血红蛋白 H 病

血红蛋白 H 病（HbH 病）血涂片可见小细胞低色素性红细胞明显增多，靶形红细胞和红细胞碎片数量增加。MCV 均值为 57 fL，MCH 均值为 21 pg。大部分红细胞内存在 HbH 包涵体。

见图 A4-2、图 A4-3。

4. 胎儿水肿

胎儿水肿时，孕妇常于 30 ～ 40 周娩出死胎。水肿原因是机体未能产生 α- 珠蛋白链。如能用死胎的血液制作血涂片，可以观察到低色素性大红细胞、嗜多色性红细胞、嗜碱性点彩红细胞及有核红细胞数量增多。

见图 A4-4。

5. 血红蛋白 Constant Spring 病

HbH 病可与血红蛋白 Constant Spring 病（haemoglobin CS disease，HbCS 病）同时发生。HbCS 是 1 条 α- 链出现基因突变而非缺失。该 α- 链在 C 端额外增加了 31 个氨基酸残基，使其结构非常不稳定。HbCS 的存在导致红细胞比正常细胞破坏的速度更快，从而引起严重贫血。

不同于其他任何类型地中海贫血，HbCS 病时红细胞体积大。与缺失型 α- 地中海贫血患者相比，该病患者红细胞含水量明显增多。HbCS 形态学特征之一是出现粗颗粒状嗜碱性点彩红细胞。

见图 A4-5。

二、β- 地中海贫血

β- 地中海贫血常见于地中海和非洲裔人群及中东、印度、巴基斯坦、中国和东南亚人群。

β- 地中海贫血包括 4 种临床类型：无症状 β- 地中海贫血携带者（静止型）、轻型 β- 地中海贫血、中间型 β- 地中海贫血和重型 β- 地中海贫血。

1. 无症状 β - 地中海贫血携带者（静止型）

无症状 β- 地中海贫血携带者常有轻度血液学改变或无血液学改变。血红蛋白和 MCV 均低于正常，血涂片未见小红细胞明显增多。无症状 β- 地中海贫血携带者 HbA_2 正常。该病常需要通过家系研究和（或）基因分析来进行诊断。

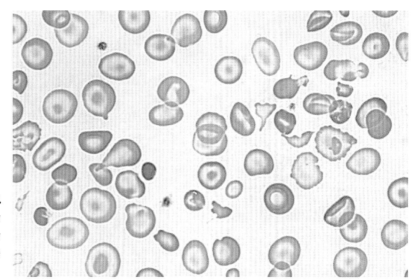

图 A4-2

HbH 病：患者外周血涂片可见小细胞低色素性红细胞、靶形红细胞和红细胞碎片；亦存在咬痕红细胞，此类细胞为不稳定血红蛋白的形态特点，而非氧化性药物所致（×1 000）

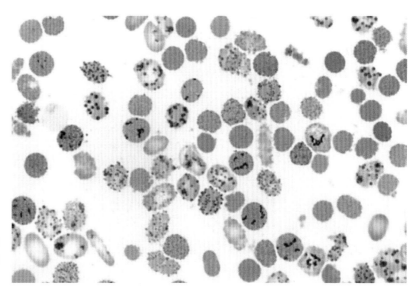

图 A4-3

HbH 病：患者外周血涂片甲酚蓝染色可见因甲酚蓝氧化还原作用沉淀的 HbH 包涵体（β4）（×1 000）

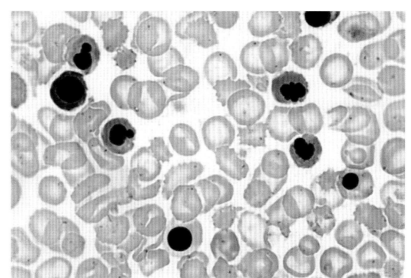

图 A4-4

胎儿水肿：死婴外周血涂片可见低色素性大红细胞、嗜多色性红细胞、嗜碱性点彩红细胞和有核红细胞数量增多（×1 000）

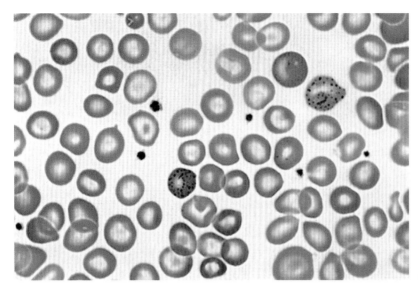

图 A4-5

HbCS 病：患者外周血涂片可见小红细胞、低色素性红细胞、粗颗粒状嗜碱性点彩红细胞（×1 000）

2. 轻型 β- 地中海贫血

轻型 β- 地中海贫血的特点是小细胞低色素性红细胞伴靶形红细胞、椭圆形红细胞和嗜碱性点彩红细胞。MCV 均值为 63 fL，MCH 均值为 20 pg。

β- 地中海贫血 HbA_2 可升高到 3.5% 以上，最高达 8.0%，约 50% 患者胎儿血红蛋白（fetal haemoglobin，HbF）升高，为 1% ～ 5%。

见图 A4-6。

3. 中间型 β- 地中海贫血

中间型 β- 地中海贫血是相对较严重的 β- 地中海贫血类型，但症状较重型 β- 地中海贫血轻。最严重阶段需依赖输血，不严重时不依赖输血。红细胞变化较轻型 β- 地中海贫血更严重，伴异形红细胞数量增多。显著特点是泪滴形红细胞增多。

见图 A4-7。

4. 重型 β- 地中海贫血

新生儿出生时体内含大量 HbF，所以本病患者通常在出生几个月后才出现贫血，并逐渐加重。患儿 1 岁后将依赖输血。若症状出现较晚则提示为中间型 β- 地中海贫血。

重型 β- 地中海贫血的主要特点是 Hb 降低至 30 g/L，HbF 含量因输血情况而变异较大。酸洗脱或 Kleihauer 试验（酸洗脱试验）表明，HbF 均匀分布于红细胞中。血涂片可见异形红细胞明显增多，小红细胞、低色素性红细胞、靶形红细胞、嗜碱性点彩红细胞、Pappenheimer 小体（铁颗粒）、网织红细胞和有核红细胞增多。患者因频繁输血，血涂片可见双相性红细胞增多，使 MCV 和 MCH 很难评估。

见图 A4-8、图 A4-9。

三、异常血红蛋白病

血红蛋白 C、E 和 S（HbC、HbE 和 HbS）均是异常血红蛋白，特征是 β- 珠蛋白肽链中 1 个氨基酸被取代。

1. HbC 病

HbC（$\alpha_2\beta_2^{6Glu \to Lys}$）病是 β- 珠蛋白肽链第 6 位谷氨酸被赖氨酸取代所致的异常血红蛋白病，多见于西非，特别是加纳和布基纳法索。

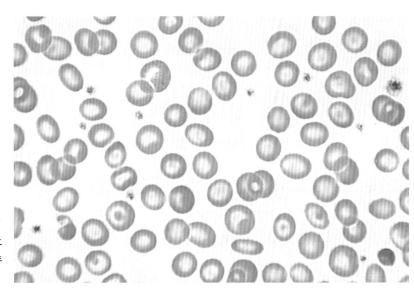

图 A4-6

轻型 β- 地中海贫血：患者外周血涂片可见小细胞低色素性红细胞、靶形红细胞与嗜碱性点彩红细胞（不溶性游离 α- 链聚集）（×1 000）

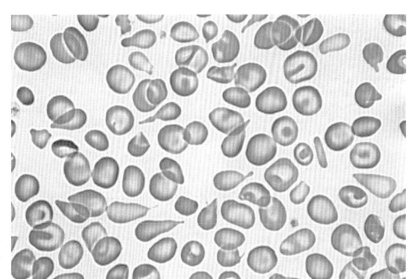

图 A4-7

中间型 β- 地中海贫血：患者外周血涂片可见小红细胞、低色素性红细胞和泪滴形红细胞增多（×1 000）

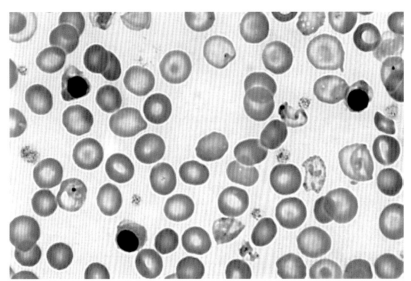

图 A4-8

重型 β- 地中海贫血：脾切除术后患者外周血涂片可见红细胞形态明显异形，小红细胞、低色素性红细胞、靶形红细胞、红细胞碎片、Howell-Jolly 小体、Pappenheimer 小体、网织红细胞和有核红细胞（×1 000）

（1）轻型 HbC 病：患者临床表现常正常。血涂片可见靶形红细胞，其他正常。

（2）HbCC 病：常伴溶血性贫血，血红蛋白为 80～120 g/L。血涂片可见靶形红细胞、红细胞碎片和小球形红细胞明显增多。仔细检查可发现红细胞内含结晶，当氧气释放到组织时，红细胞内结晶易溶解。红细胞内钾离子流出，细胞脱水使内容物缩小，从而导致表面积/容积值增加，进而引起靶形红细胞数量明显增多，MCV 和 MCH 轻度降低。

见图 A4-10。

HbC 体外检测方法：体外证明红细胞内存在 HbC 结晶的方法是红细胞内加入 3% NaCl，4 h 后用盖玻片制备湿片检查。红细胞经高渗脱水后，高达 75% 的红细胞可产生四面体结晶。

见图 A4-11。

2. HbE 病

HbE（$\alpha_2\beta_2^{26Glu \rightarrow Lys}$）病是 β- 珠蛋白肽链上第 26 位谷氨酸被赖氨酸取代所致的异常血红蛋白病，主要见于东南亚人群。

（1）轻型 HbE 病：患者一般无临床症状，血红蛋白为 120 g/L，MCV 均值为 74 fL，MCH 均

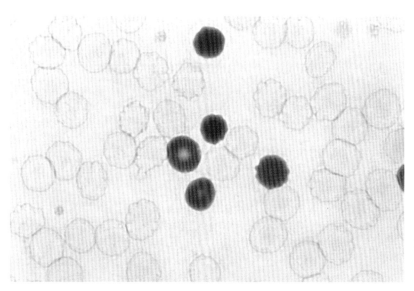

图 A4-9

Kleihauer 试验显示胎儿红细胞 HbF 阳性，而含成人血红蛋白的红细胞变成血影细胞（×1 000）

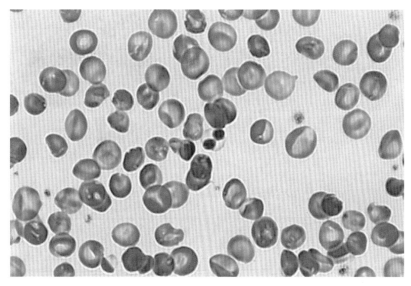

图 A4-10

HbCC 病：患者外周血涂片偶见小红细胞、靶形红细胞，部分红细胞内可见胞内结晶（×1 000）

值为 25 pg。外周血涂片偶见靶形红细胞。

见图 A4-12。

（2）HbEE 病：常无临床症状，血红蛋白很少低于 100 g/L。红细胞相关参数明显异常，MCV 均值为 58 fL，MCH 均值为 20 pg。外周血涂片可见小细胞低色素性红细胞，可见大量靶形红细胞。

见图 A4-13。

（3）HbE 复合其他类型地中海贫血：患者外周血可见红细胞呈小细胞低色素性改变，或见靶形红细胞、红细胞碎片。

见图 A4-14 ～图 A4-16。

3. HbS 病

HbS（$\alpha_2\beta_2^{6glu \to val}$）病是 β- 珠蛋白肽链上第 6 位谷氨酸被缬氨酸取代所致的异常血红蛋白病，主要见于非洲人和美国黑色种人。

（1）轻型 HbS 病：患者常无临床症状，血红蛋白正常，血涂片检查亦正常。

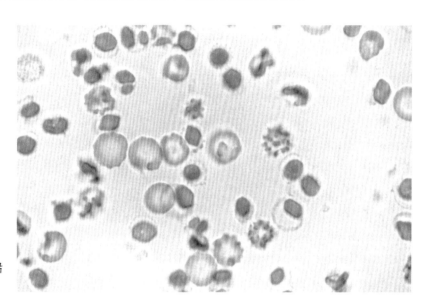

图 A4-11

HbCC 病：患者体外试验外周血涂片可见 HbCC 四面体结晶（×1 000）

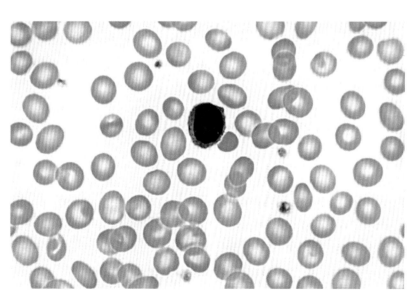

图 A4-12

HbE 性状：患者外周血涂片可见均一小细胞低色素性红细胞（×1 000）

（2）HbSS 病：患者轻度至中度正色素性贫血。血涂片可见网织红细胞增多，伴不同数量镰状红细胞。镰状红细胞是指缺氧时红细胞由正常双凹圆盘状变为镰刀状。红细胞镰状变形与 HbS 结晶或类结晶形成相关，且与细胞长轴平行，最终形成镰刀状。含 HbS 的红细胞进入毛细血管，缺氧导致红细胞形状改变，从而阻塞毛细血管。该过程可引起全身尤其是脾脏的毛细血管栓塞，从而导致患者外周血涂片中可见自发性脾萎缩的形态学特点，即出现 Howell-Jolly 小体、Pappenheimer 小体、靶形红细胞和有核红细胞。

见图 A4-17。

HbS 体外镰变试验：重亚硫酸钠还原剂可诱导 HbS 红细胞发生镰状变形。将红细胞和重亚硫酸钠溶液混合，并置于载玻片上，加盖玻片密封，1 ～ 12 h 可见镰状红细胞。

见图 A4-18。

（3）HbS/β- 地中海贫血：患者外周血可见红细胞呈小细胞低色素性改变，伴随靶形红细胞、镰状红细胞，偶见有核红细胞。

见图 A4-19。

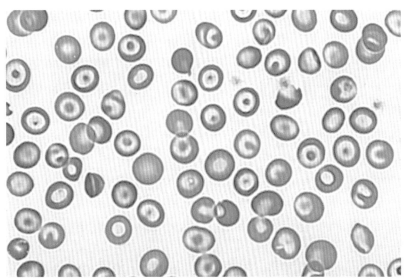

图 A4-13

HbEE 病：患者外周血涂片可见小细胞低色素性红细胞、大量靶形红细胞（×1 000）

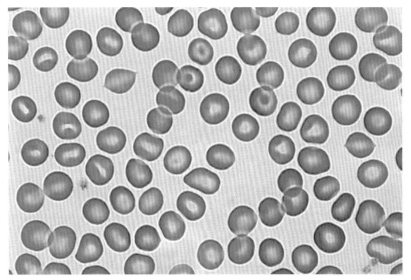

图 A4-14

HbE/α- 地中海贫血：患者外周血涂片可见小细胞低色素性红细胞，偶见靶形红细胞（×1 000）

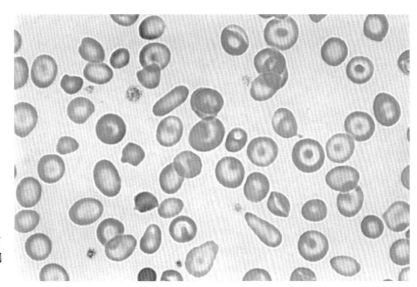

图 A4-15

HbE/β- 地中海贫血: 患者外周血涂片可见小细胞低色素性红细胞,伴椭圆形红细胞、靶形红细胞(×1 000)

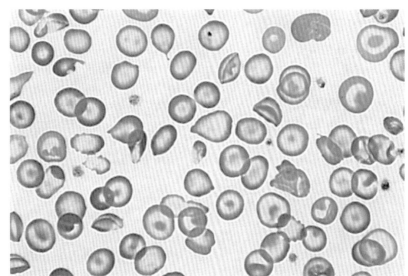

图 A4-16

HbE/HbH 病: 患者外周血涂片可见异形红细胞、小细胞低色素性红细胞、靶形红细胞和红细胞碎片(×1 000)

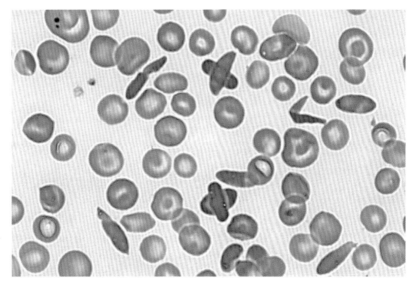

图 A4-17

HbSS 病: 患者外周血涂片可见镰状红细胞,偶见 Howell-Jolly 小体和网织红细胞(×1 000)

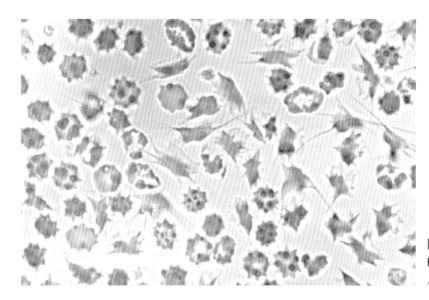

图 A4-18

HbS 病：患者 HbS 体外镰变试验中外周血涂片可见镰状红细胞（×1 000）

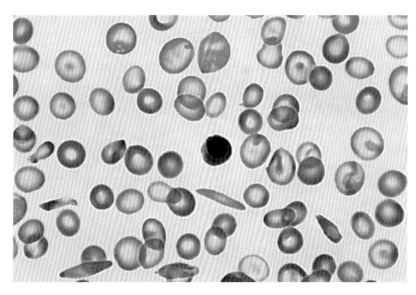

图 A4-19

HbS/β- 地中海贫血：患者外周血涂片可见小细胞低色素性红细胞，伴靶形红细胞、镰状红细胞，偶见有核红细胞（×1 000）

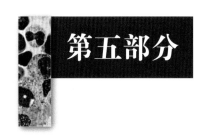

第五部分　红细胞膜疾病

一、遗传性球形红细胞增多症

遗传性球形红细胞增多症（hereditary spherocytosis，HS）形态特点是红细胞直径小于正常红细胞，缺乏中央淡染区，血红蛋白明显浓集，此类细胞称为球形红细胞。球形红细胞增多可导致红细胞平均血红蛋白浓度（mean cell haemoglobin concentration，MCHC）升高至约 380 g/L；而MCH 和 MCV 在正常范围内。

球形红细胞的形成是由胞内红细胞膜缺乏引起的，膜收缩蛋白、锚蛋白和带 3 蛋白缺乏可导致膜骨架脂质双分子层解离，膜以微泡形式丢失，表面积丢失，从而使红细胞成为球形。

遗传性球形红细胞增多症与网织红细胞增多、骨髓红系增生相关。球形红细胞在低渗盐溶液中更易溶解，从而使膜脆性渗透曲线出现拖尾现象。

见图 A5-1、图 A5-2。

二、烧伤

通过外周血涂片观察即可发现Ⅲ度烧伤后红细胞形态发生了改变。49 ℃直接加热可使红细胞膜收缩蛋白变性，出现膜出芽、膜碎裂、小红细胞与小球形红细胞。小红细胞与小球形红细胞易引起血小板计数的假性增多，因此需要人工计数血小板。

见图 A5-3 ～图 A5-5。

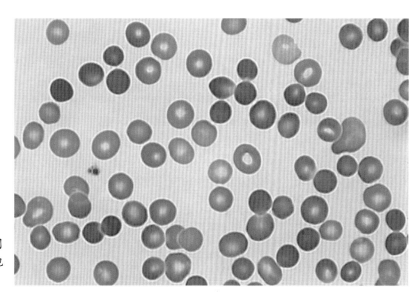

图 A5-1
遗传性球形红细胞增多症：患者外周血涂片可见球形红细胞、网织红细胞增多（×1 000）

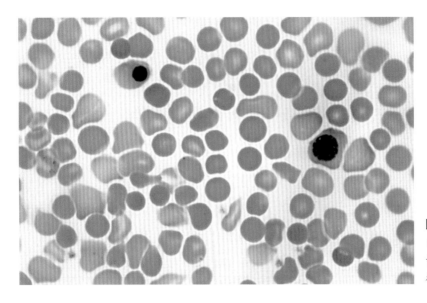

图 A5-2
出生1d的新生儿外周血涂片可见大量球形红细胞、嗜多色性红细胞、有核红细胞（×1000）

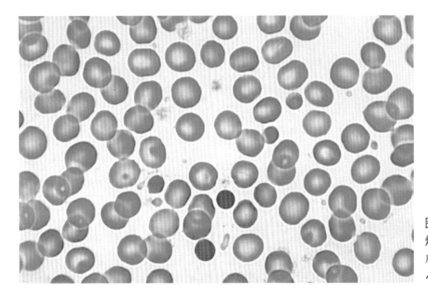

图 A5-3
烧伤：患者外周血涂片可见球形红细胞、小球形红细胞、红细胞膜出芽和小红细胞（×1000）

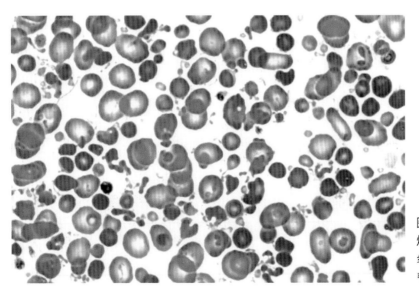

图 A5-4
烧伤：患者外周血涂片可见大量球形红细胞、小球形红细胞、小红细胞和明显的红细胞膜出芽（×1000）

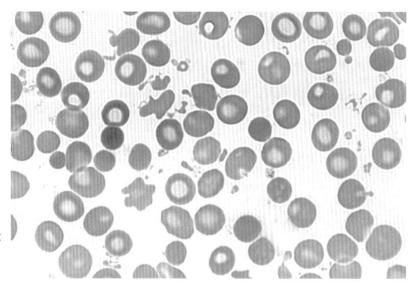

图 A5-5

炙热天气储存于运输车中的血液标本：红细胞碎片数量增多，红细胞碎片引起血小板计数假性增多（×1 000）

三、肝病

梗阻性肝病患者外周血涂片可见靶形红细胞和圆形大红细胞。靶形红细胞的血红蛋白特征性地分布在细胞中央与边缘。红细胞膜与血浆脂质自由交换可引起细胞膜卵磷脂和胆固醇堆积而膨胀，细胞表面积 / 容积值大于正常。梗阻性黄疸和肝炎伴胆道梗阻患者因为胆汁盐抑制卵磷脂胆固醇酰基转移酶活性，从而使胆固醇不能酯化，故血浆中游离胆固醇和卵磷脂浓度增加。

见图 A5-6。

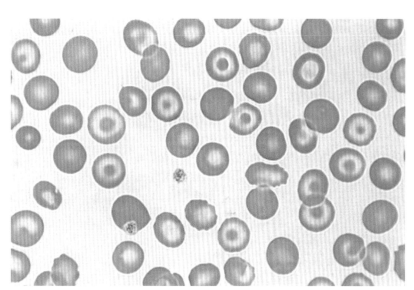

图 A5-6

肝病：患者外周血涂片可见靶形红细胞、圆形大红细胞（×1 000）

四、棘形红细胞贫血

原发性肝细胞疾病不是梗阻性肝病，患者外周血涂片可见棘形红细胞，原发性肝细胞疾病较为典型的疾病是酒精性肝病。棘形红细胞的产生分 2 个阶段：①病变肝脏产生过量胆固醇，红细胞表面积增加，导致红细胞呈圆齿状或有起伏状边缘突起；②这些圆齿状红细胞通过脾处理后转化为棘形红细胞：经数天后，圆齿状红细胞膜脂质与增加的表面积丢失，细胞变刚硬呈现棘形红细胞形态。

由于脾清除作用，棘形红细胞寿命缩短。因此，棘形红细胞贫血患者可出现中重度溶血性贫血。暴发性肝病常出现棘形红细胞增多。

见图 A5-7。

五、遗传性椭圆形红细胞增多症

椭圆形红细胞（卵形红细胞）是一个卵圆形双凹盘状红细胞，其形态呈稍卵圆形至长圆柱形等变化。椭圆形红细胞中的两种主要蛋白质即膜骨架收缩蛋白与蛋白 4.1 均出现质或量的异常。遗传性椭圆形红细胞增多症（hereditary elliptocytosis，HE）分多种类型：静止型携带者、轻型遗传性椭圆形红细胞增多症、婴幼儿异形红细胞增多型遗传性椭圆形红细胞增多症、慢性溶血性遗传性椭圆形红细胞增多症。实验室中最常见的是轻型遗传性椭圆形红细胞增多症，患者血红蛋白常正常，可见轻度代偿性贫血。正常人血涂片可见约 5% 的椭圆形红细胞，而遗传性椭圆形红细胞增多症患者外周血涂片可见 30% ～ 100% 的椭圆形红细胞。

见图 A5-8。

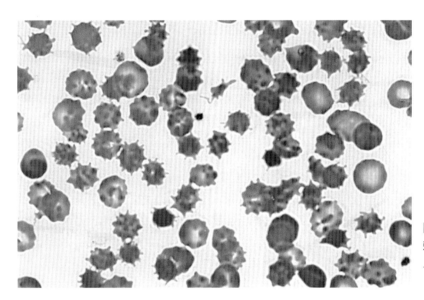

图 A5-7
棘形红细胞贫血：乙醇引起的暴发性肝病患者外周血涂片可见棘形红细胞（×1 000）

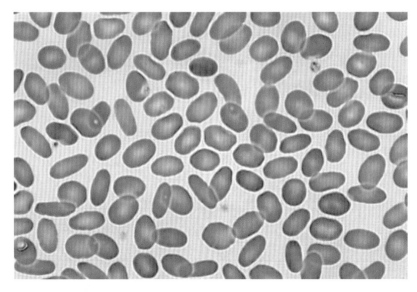

图 A5-8
遗传性椭圆形红细胞增多症：患者外周血涂片可见两端钝圆的卵圆形与长椭圆形红细胞（×1 000）

六、东南亚卵圆形红细胞增多症

东南亚卵圆形红细胞增多症的特点是外周血可见卵圆形红细胞，许多红细胞胞质内有 1～2 条裂隙，使红细胞呈双口形外观。该异常形态是锚定蛋白结合力增加及蛋白 3 流动性降低而产生了刚性红细胞。此类刚性红细胞对所有疟原虫感染具有抵抗作用。

东南亚卵圆形红细胞增多症见于 30% 的马来西亚和美拉尼西亚群岛的美拉尼西亚人，尤其是疟疾流行的平原部落。

见图 A5-9。

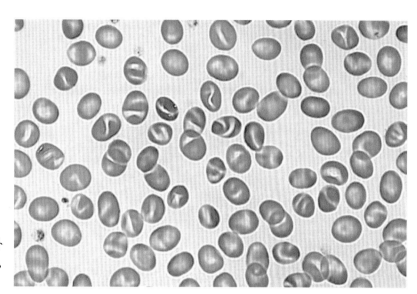

图 A5-9

东南亚卵圆形红细胞增多症：患者外周血涂片可见卵圆形、双口形红细胞，部分红细胞出现 2 条裂隙（×1 000）

七、遗传性口形红细胞增多症

遗传性口形红细胞增多症患者红细胞膜中钠钾泵明显增多。钠离子进入红细胞的量超过了钾离子的流出量。单价阳离子含量增加，使水进入红细胞，红细胞肿胀，形态由盘状变为碗状。这种碗状红细胞就是口形红细胞，其 MCV 升高。

该病由膜蛋白 7.2b 或口形蛋白缺乏所致，此类蛋白质的功能是调节细胞膜对钠离子的通透性。口形红细胞需增加能量来防止渗透破裂，对脾脏的挤压也因不耐受而易破坏。遗传性口形红细胞增多症患者有溶血性贫血、黄疸伴脾大，晚年常发展为胆色素性结石。脾切除术可降低患者溶血的发生率。

遗传性口形红细胞增多症属于常染色体显性遗传病。

见图 A5-10。

八、遗传性干瘪红细胞增多症

遗传性干瘪红细胞增多症是一种罕见的常染色体显性遗传溶血性贫血。红细胞因钾离子外排超过钠离子内流，从而引起红细胞脱水，出现细胞内阳离子和水分含量降低，而参与阴离子跨膜的甘油醛 -3- 磷酸脱氢酶增加。

患者可出现严重溶血性贫血的外周血血象。网织红细胞增多可引起 MCV 轻度升高。靶形红细胞明显增多，并出现血红蛋白向细胞边缘聚集现象。

见图 A5-11。

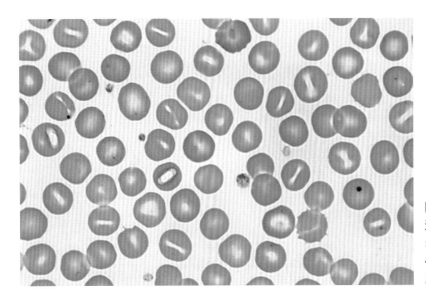

图 A5-10
遗传性口形红细胞增多症：患者大红细胞中间可见一条狭长裂口，无特征性中央淡染区。脾切术后血象，红细胞 MCV 为 130.6 fL（×1 000）

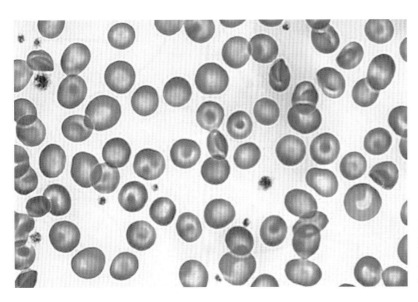

图 A5-11
遗传性干瘪红细胞增多症：患者外周血涂片出现靶形红细胞，血红蛋白延伸至部分红细胞边缘（×1 000）

九、无 β- 脂蛋白血症

　　无 β- 脂蛋白血症是罕见的常染色体隐性遗传病，该病外周血涂片以棘形红细胞增多为特征。主要缺陷是基因突变与微粒体三酰甘油转运蛋白缺乏活性，其主要负责脂质与血浆 β- 载脂蛋白结合，最终引起血浆三酰甘油缺乏和胆固醇显著降低。而红细胞膜外层的鞘磷脂增加，从而导致红细胞外层表面积增加。β- 载脂蛋白缺陷可形成棘形红细胞，50%～90% 红细胞变为棘形红细胞。鞘磷脂含量随红细胞衰老而增加，所以幼稚红细胞与网织红细胞不受影响。

　　无 β- 脂蛋白血症临床上表现为神经性共济失调、色素性视网膜炎（常致失明）和脂肪吸收障碍。神经系统异常通常发病年龄 5～10 岁，持续至 20～30 岁后可引起患者死亡。尽管这些患者外周血可见棘形红细胞显著增多，但一般无贫血和溶血，血红蛋白水平也正常。

　　见图 A5-12。

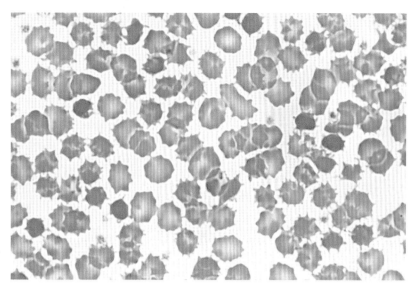

图 A5-12
无 β- 脂蛋白血症：患者外周血涂片可
见大量棘形红细胞（×1 000）

十、遗传性热变性异形红细胞增多症

遗传性热变性异形红细胞增多症（hereditary pyropoikilocytosis，HPP）是婴儿期发生的极罕
见疾病，外周血涂片可见大量异形红细胞，伴红细胞膜出芽、三角形红细胞碎片、球形红细胞和
椭圆形红细胞。大量红细胞碎片可使 MCV 显著降低。

正常红细胞加热到 49 ℃时可发生碎裂，而遗传性热变性异形红细胞增多症患者的红细胞在
45 ～ 46 ℃时即可碎裂，37 ℃长时间加热也会使红细胞碎裂。因此，遗传性热变性异形红细胞增
多症患者常出现严重的微血管病性贫血，通过脾切除术后可纠正部分贫血。

见图 A5-13。

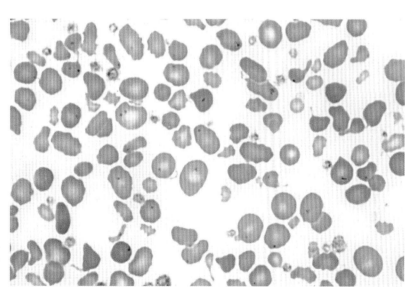

图 A5-13
遗传性热变性异形红细胞增多症：患
者外周血涂片可见球形红细胞，伴三
角形红细胞碎片、异形红细胞显著增
多（×1 000）

十一、维生素 E 缺乏症

维生素 E（α- 生育酚）是一种脂溶性维生素，在人体内有抗氧化功能。许多食品中含维生素 E，
且人体每日的需求量仅 5 ～ 7 mg，所以，维生素 E 缺乏非常罕见。实际上，人体维生素 E 缺乏

仅见于新生儿期与慢性脂肪吸收不良相关病理状态。低体重新生儿出生时，血清和组织中维生素E 含量低，喂养这些婴儿若缺乏丰富的多不饱和脂肪酸和维生素 E，这些婴儿在 4 ~ 6 周时易发生溶血性贫血。这种溶血性贫血与红细胞膜形态学改变有关，即产生棘形红细胞。随后，这些棘形红细胞可被脾脏清除从而引起溶血性贫血。补充维生素 E 能迅速逆转这一过程。婴儿改良配方奶粉可有效预防早产儿维生素 E 缺乏。

见图 A5-14。

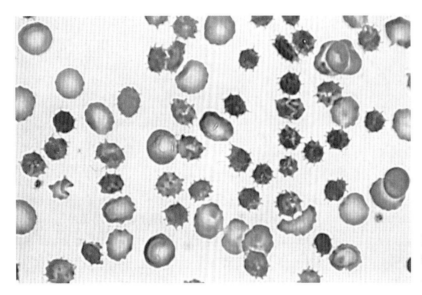

图 A5-14
维生素 E 缺乏症：患者外周血涂片可见棘形红细胞（×1 000）

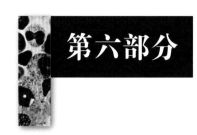

第六部分 其他红细胞异常

一、脾切除术后血象

脾切除术后外周血涂片可见靶形红细胞、棘形红细胞、球形红细胞、有核红细胞、Howell-Jolly 小体、Pappenheimer 小体与 Heinz 小体等。红细胞内此类残留物提示脾脏有过滤或清除功能；脾脏也同时负责红细胞表面的重塑，如靶形红细胞表面积 / 容积值增加，脾脏能帮助红细胞去除多余膜成分，因此脾切除术后第 1 周可出现靶形红细胞。

见图 A6-1 ～图 A6-4。

二、脂血血象（血影细胞）

高脂血症外周血涂片可见血影细胞，这是由于大量脂质包裹了红细胞膜，影响了甲醇对红细胞的固定作用，从而产生了血影细胞或胞膜模糊的红细胞。

见图 A6-5。

三、冷蛋白血象

冷蛋白（cryoprotein）[①]可以是免疫球蛋白（IgM、IgG 或 IgA）（血浆或血清中的冷球蛋白），也可以是冷纤维蛋白原（血浆），主要见于浆细胞骨髓瘤、Waldenström 巨球蛋白血症、类风湿

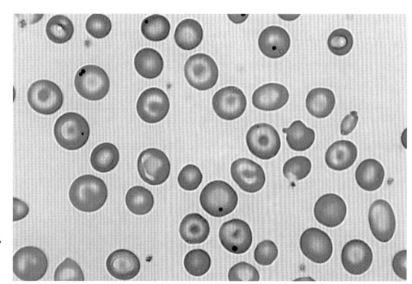

图 A6-1
脾切除术后：患者外周血涂片可见靶形红细胞、Howell-Jolly 小体（核残留物）（×1 000）

---

① 译者注：cryoprotein 的前缀 "cryo"，是低温时沉淀，升温后再次溶解的意思。

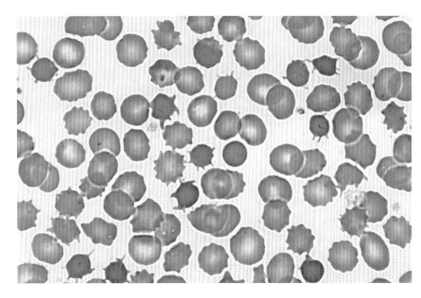

图 A6-2
脾切除术后：患者外周血涂片可见棘形红细胞增多（高色素性红细胞，膜表面有数量不等的细刺）（×1 000）

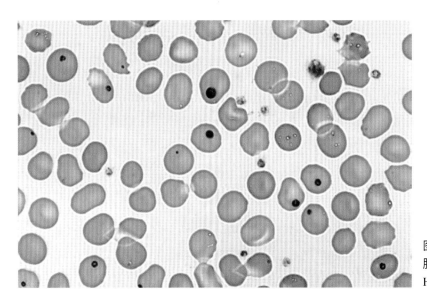

图 A6-3
脾切除术后：患者外周血涂片可见 Howell-Jolly 小体增多（×1 000）

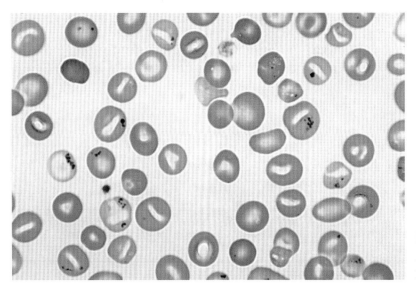

图 A6-4
脾切除术后：患者外周血涂片可见 Pappenheimer 小体增多（×1 000）

性关节炎、Sjögren 综合征、肾病和肝病。冷蛋白会干扰部分检验项目的结果，如红细胞沉降率（erythrocyte sedimentation rate，ESR）、白细胞和红细胞计数。此类患者的血液标本应先加热到 37 ℃才可进行血细胞分析。

　　检查整个血涂片，尤其是血涂片尾部出现无定形物质聚集时提示冷纤维蛋白原存在。

　　见图 A6-6。

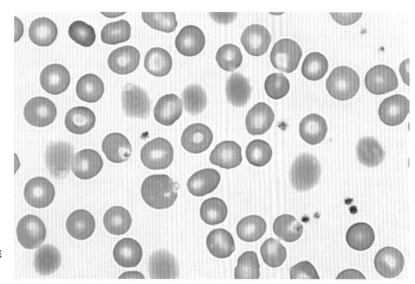

图 A6-5

高脂血症：患者外周血涂片可见血影细胞，胞膜模糊不清（×1 000）

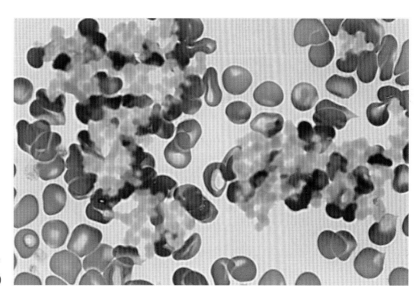

图 A6-6

冷蛋白：浆细胞骨髓瘤患者外周血涂片可见无定形纤维蛋白原聚集物（×1 000）

第二章　白细胞和血小板

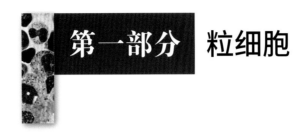

第一部分 粒细胞

一、粒细胞发育

粒细胞中最早可识别的细胞是原始粒细胞，然后其依次发育成早幼粒细胞、中幼粒细胞、晚幼粒细胞、杆状核粒细胞，最后生成成熟的中性粒细胞（即中性分叶核粒细胞）、嗜酸性粒细胞或嗜碱性粒细胞。

1. 原始粒细胞

原始粒细胞直径 15 ～ 20 μm；胞核大，呈圆形，约占细胞的 80%；染色质较均匀，呈细丝状，有 1 ～ 3 个核仁；胞质嗜碱性，无颗粒。

见图 B1-1。

2. 早幼粒细胞

早幼粒细胞是原始粒细胞成熟过程的下一个阶段。其大小接近原始粒细胞；胞核仍含核仁，染色质较粗，因此染色不均匀；胞质仍嗜碱性，但可见嗜天青颗粒或初级颗粒。

见图 B1-2。

3. 中幼粒细胞

中幼粒细胞直径可达 25 μm；胞核呈圆形，染色质更粗，染色较早幼粒细胞更深；无核仁；核质比（nuclear cytoplasmic ratio，N/C ratio）降低。早期中幼粒细胞可见初级颗粒，晚期或更成熟的中幼粒细胞含特异性或次级颗粒。这些颗粒的组成决定了粒细胞是将发育成中性粒细胞、嗜酸性粒细胞还是嗜碱性粒细胞。

见图 B1-3、图 B1-4。

4. 晚幼粒细胞

晚幼粒细胞直径 10 ～ 18 μm，特征是出现类似蚕豆状的凹陷的胞核；染色质较中幼粒细胞粗，染色更深；胞质含许多细小特异性颗粒。

见图 B1-5。

5. 杆状核粒细胞

杆状核粒细胞直径 10 ～ 15 μm，体积比晚幼粒细胞小；有凹陷的 U 形核，染色质粗大且聚集；胞质粉红色，含有许多特异性颗粒。

见图 B1-6。

6. 中性粒细胞

中性粒细胞是粒细胞发育中最成熟的阶段。中性粒细胞直径 12 ～ 14 μm；胞核分 3 ～ 4 叶，染色质细丝相连；胞质粉红色，含特异性颗粒。男女中性粒细胞形态差异在于女性的中性粒细胞有核附属物，形似鼓槌体。附属物通过染色质细丝附着在胞核一个分叶上。

见图 B1-7。

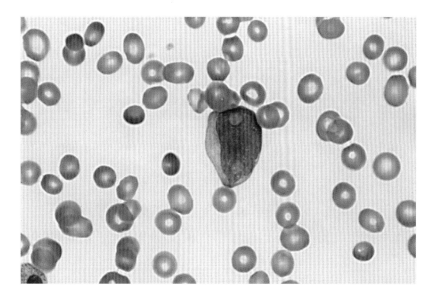

图 B1-1
外周血涂片可见原始粒细胞（×1 000）

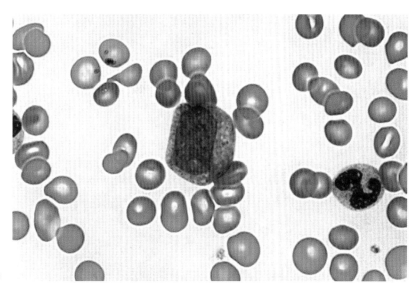

图 B1-2
外周血涂片可见早幼粒细胞（×1 000）

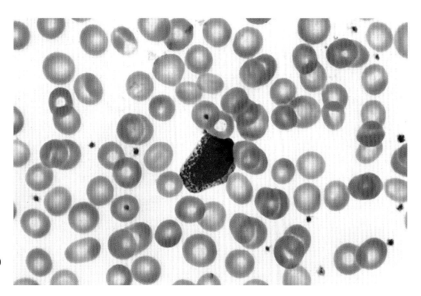

图 B1-3
外周血涂片可见中幼粒细胞（早期）
（×1 000）

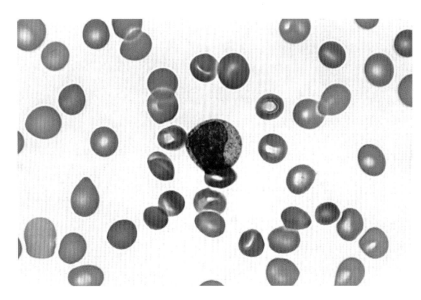

图 B1-4
外周血涂片可见中幼粒细胞（晚期）
（×1 000）

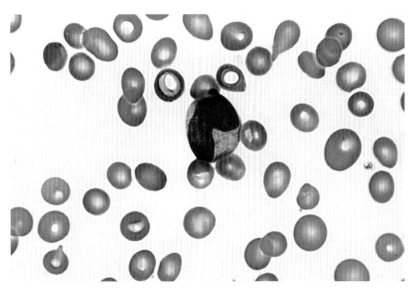

图 B1-5
外周血涂片可见晚幼粒细胞（×1 000）

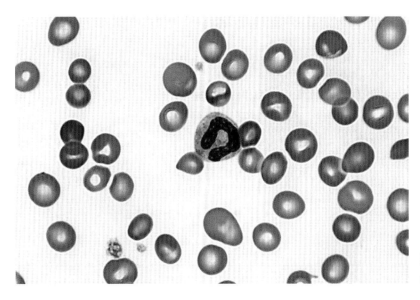

图 B1-6
外周血涂片可见杆状核粒细胞（×1 000）

7. 嗜酸性粒细胞

嗜酸性粒细胞与中性粒细胞发育阶段相同，特异性嗜酸性颗粒首先出现在中幼粒细胞阶段。除颗粒不同外，嗜酸性的中幼粒细胞、晚幼粒细胞和杆状核粒细胞与对应阶段中性粒细胞有相同结构特征。成熟嗜酸性粒细胞直径 12 ～ 17 μm，呈圆形，具有吞噬功能（尽管吞噬能力弱于中性粒细胞）；形态特点是胞质内出现亲嗜酸性染料如伊红的大圆形颗粒；核分 2 ～ 3 叶。嗜酸性粒细胞可在组织中抗原－抗体相互作用部位富集，尤其是在过敏性疾病、寄生虫感染等外来蛋白质致敏等情况下。

见图 B1-8。

8. 嗜碱性粒细胞

嗜碱性粒细胞与中性粒细胞、嗜酸性粒细胞发育阶段相同。同样，特异性颗粒出现在中幼粒细胞阶段。嗜碱性粒细胞直径 10 ～ 14 μm，呈圆形，核分 2 叶；胞质内含粗大的青黑色颗粒，这些青黑色颗粒可覆盖于胞核上，从而使部分胞核模糊不清。青黑色颗粒内含肝素和组胺。嗜碱性粒细胞吞噬能力较弱，在炎症部位或变应原与 IgE 反应时会脱颗粒并释放组胺。嗜碱性粒细胞可不释放肝素。

外周血涂片中观察到的原始粒细胞及各阶段幼粒细胞；骨髓中可见有丝分裂象及肥大细胞。

见图 B1-9 ～图 B1-12。

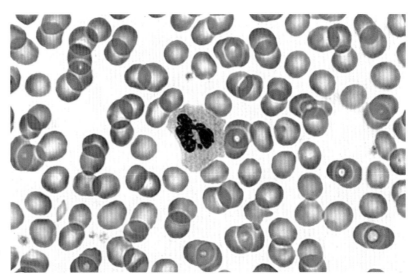

图 B1-7
外周血涂片可见含女性核附属物（鼓槌体）的中性粒细胞（×1 000）

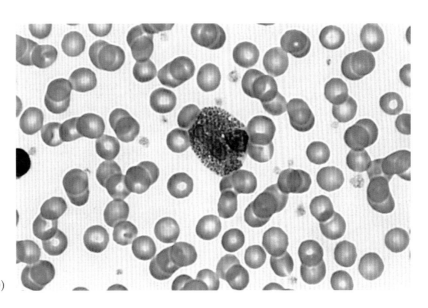

图 B1-8
外周血涂片可见嗜酸性粒细胞（×1 000）

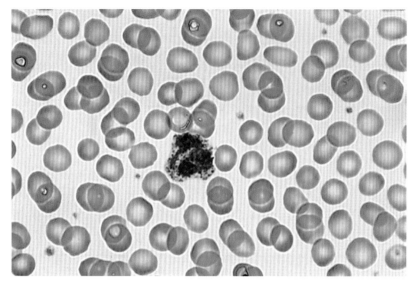

图 B1-9

外周血涂片可见嗜碱性粒细胞（×1 000）

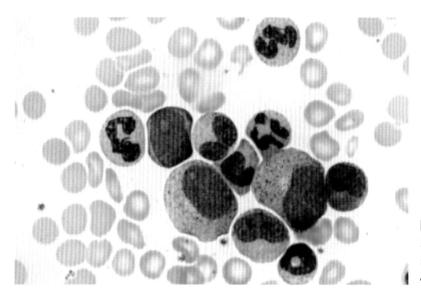

图 B1-10

外周血涂片可见原始粒细胞、早幼粒细胞、中幼粒细胞、晚幼粒细胞及中性粒细胞（×1 000）

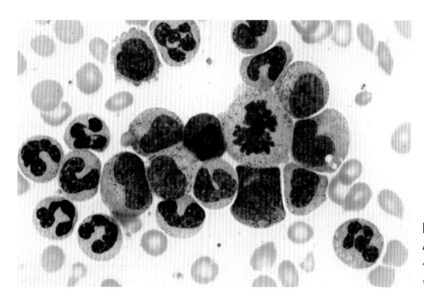

图 B1-11

BCR-ABL1 融合基因阳性慢性髓细胞性白血病骨髓涂片可见有丝分裂后期的有丝分裂象（×1 000）

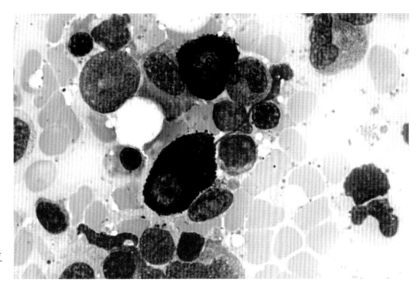

图 B1-12
骨髓涂片可见肥大细胞，胞质充满蓝黑色颗粒（×1 000）

二、异常粒细胞

1. 分叶过多的中性粒细胞

分叶过多的中性粒细胞是指中性粒细胞核分叶为 6 叶或 6 叶以上。巨幼细胞贫血、抗代谢类细胞毒药物治疗后，可见分叶过多的中性粒细胞数量增加。

见图 B1-13、图 B1-14。

2. Pelger-Huët 畸形

Pelger-Huët 畸形是一种先天性疾病。杂合子型中性粒细胞胞核仅分 1 叶或 2 叶；染色质致密、固缩，常由染色质细丝连接两叶，胞核呈眼镜形。纯合子型中性粒细胞只含单个圆形核，染色质致密。

见图 B1-15。

3. 中毒颗粒

中毒颗粒是存在于中性粒细胞胞质内的蓝黑色颗粒。这些颗粒是机体在细菌感染、中毒状态下激活的嗜天青颗粒。

见图 B1-16。

4. 中毒空泡

中毒空泡常见于含中毒颗粒的中性粒细胞胞质中。这些空泡又称为吞噬空泡，含吞噬的细菌。中毒空泡也可见于含乙二胺四乙酸、储存超过 24 h 抗凝血液中的中性粒细胞。

见图 B1-17、图 B1-18。

5. Döhle 小体

Döhle 小体是毒性改变的中性粒细胞胞质中出现的蓝色小体，由内质网组成。

见图 B1-19。

6. 类白血病反应

类白血病反应是粒细胞反应性增生导致血象表现类似白血病的反应。中性粒细胞数量明显增多，伴原始粒细胞、早幼粒细胞、中幼粒细胞、晚幼粒细胞和杆状核粒细胞增多。类白血病反应可能与细菌感染、细胞因子如粒细胞集落刺激因子（granulocyte colony-stimulating factor，G-CSF）治疗或肿瘤等严重疾病有关。类白血病反应患者外周血中常见中毒颗粒。

见图 B1-20、图 B1-21。

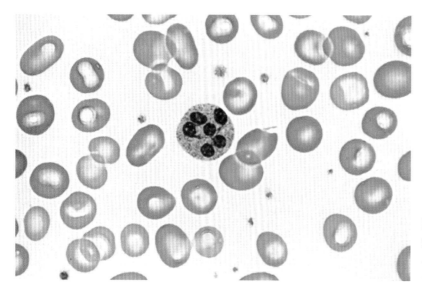

图 B1-13

分叶过多的中性粒细胞：外周血涂片可见分 6 叶的中性分叶核粒细胞（×1 000）

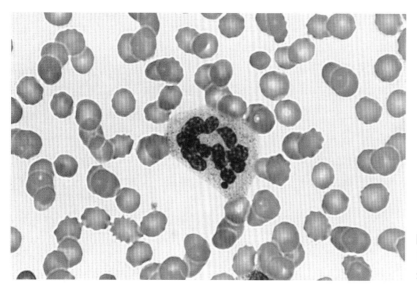

图 B1-14

巨大分叶过多的中性粒细胞：外周血涂片偶见，意义不明（×1 000）

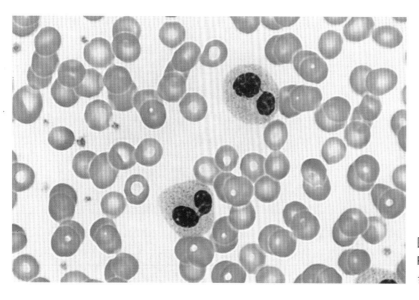

图 B1-15

Pelger-Huët 畸形：外周血涂片可见典型眼镜形胞核（×1 000）

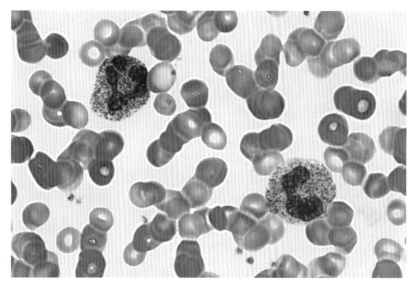

图 B1-16
外周血涂片可见含中毒颗粒的中性粒
细胞（×1 000）

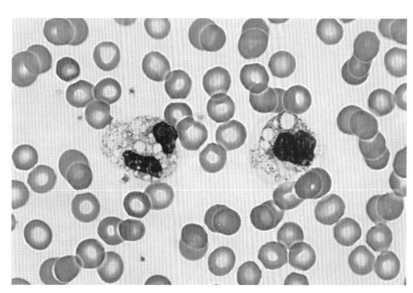

图 B1-17
中毒空泡：外周血涂片可见中毒空泡，
见于细菌感染的中性粒细胞（×1 000）

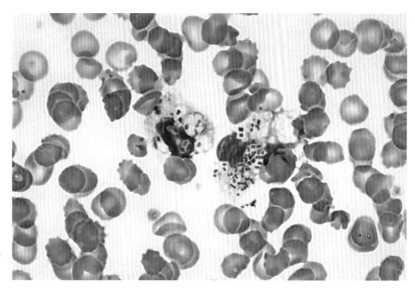

图 B1-18
中毒空泡：严重败血症病例中性粒细
胞吞噬细菌（×1 000）

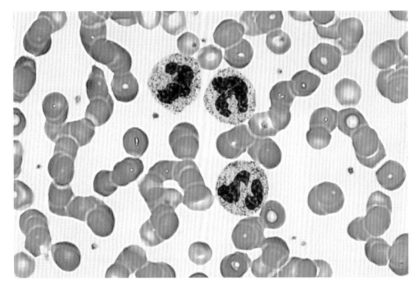

图 B1-19
外周血涂片中性粒细胞毒性变化，胞质可见 Döhle 小体（×1 000）

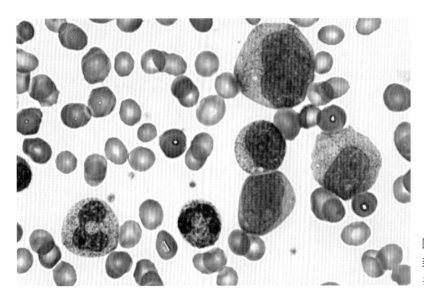

图 B1-20
类白血病反应：外周血涂片可见粒细胞集落刺激因子治疗后的血象（×1 000）

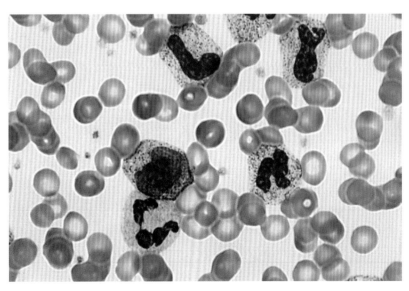

图 B1-21
肺癌患者外周血涂片可见类白血病反应的血象（×1 000）

7. 颗粒缺乏中性粒细胞

细菌感染时，中性粒细胞脱颗粒后可形成颗粒缺乏或少颗粒的中性粒细胞，这种细胞也是骨髓增生异常综合征（myelodysplastic syndrome，MDS）的形态特点。

见图 B1-22、图 B1-23。

8. May-Hegglin 畸形

May-Hegglin 畸形（May-Hegglin anomaly，MHA）是一种先天性疾病，特征是中性粒细胞胞质出现嗜碱性 RNA 包涵体（参见第三章）。包涵体类似 Döhle 小体。约 1/3 May-Hegglin 畸形患者可出现血小板减少症，并伴有巨大血小板。

见图 B1-24。

9. Alder 颗粒

Alder 颗粒是中性粒细胞胞质内的粗大颗粒，类似于中毒颗粒，但染色结果不同于罗氏染色颗粒，呈红褐色。Alder 颗粒也可出现于嗜酸性粒细胞、嗜碱性粒细胞和单核细胞中。区分 Alder 颗粒和中毒颗粒非常重要。

见图 B1-25。

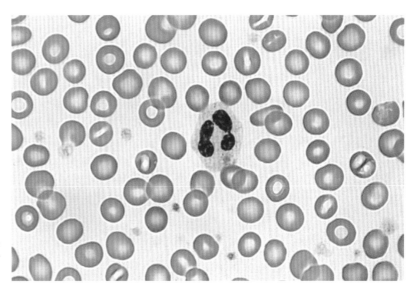

图 B1-22
外周血涂片可见少颗粒中性粒细胞，此为败血症患者中性粒细胞脱颗粒所致（×1 000）

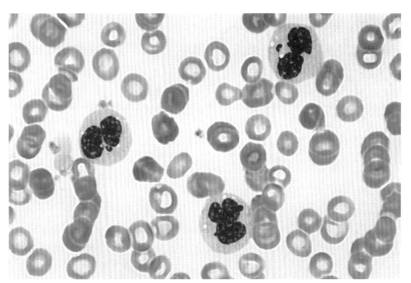

图 B1-23
难治性贫血患者外周血涂片可见颗粒缺乏中性粒细胞（×1 000）

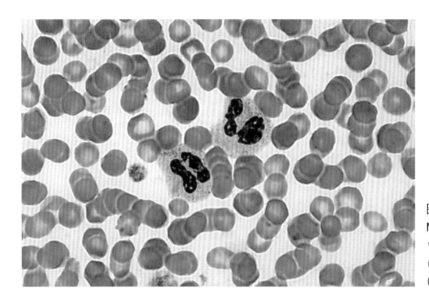

图 B1-24

May-Hegglin 畸形：外周血涂片可见中性粒细胞胞质内出现嗜碱性 RNA 包涵体，伴血小板减少及巨大血小板（×1 000）

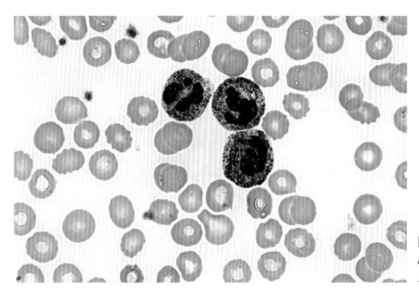

图 B1-25

Alder 颗粒：外周血涂片可见中性粒细胞胞质内充满粗大红褐色颗粒（×1 000）

10. Chédiak-Higashi 畸形

Chédiak-Higashi 畸形是一种先天异常，特点是中性粒细胞、淋巴细胞胞质中出现巨大颗粒。巨大颗粒由初级颗粒和次级颗粒融合而成。细菌感染时，这些颗粒不能进入吞噬空泡中，从而使杀菌活性减弱。

见图 B1-26。

三、骨髓增殖性肿瘤：WHO 分类

1. 慢性髓细胞性白血病，*BCR-ABL1* 融合基因阳性

慢性髓细胞性白血病（chronic myelogenous leukaemia，CML）是一种骨髓的增殖性肿瘤，常因 t（9；22）（q34；q11.2）易位形成费城染色体（Philadelphia chromosome，Ph 染色体）及 *BCR-ABL1* 融合基因阳性。CML 常见于男性，大多数病例见于青少年和成年人，发病年龄为 25 ～ 60 岁。

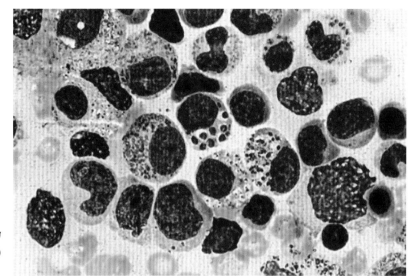

图 B1-26

Chédiak-Higashi 畸形：骨髓涂片幼粒细胞胞质内含特征性巨大颗粒（×1 000）（感谢 Boyd Webster 博士）

（1）CML 分为 3 个阶段：初始期或慢性髓细胞性白血病－慢性期（chronic myelogenous leukaemia-chronic phase，CML-CP）、慢性髓细胞性白血病－加速期（chronic myelogenous leukaemia-accelerated phase，CML-AP）和慢性髓细胞性白血病－急变期（chronic myelogenous leukaemia-blast phase，CML-BP）。

1）CML-CP：外周血涂片可见白细胞增多，白细胞总数为（12～1 000）×10^9/L，中位数约为 100×10^9/L。约 50% 的细胞为成熟中性粒细胞，细胞越幼稚出现频率越低，原始细胞常＜2%；嗜碱性粒细胞持续增多，嗜酸性粒细胞常增多；血小板计数从正常到 1 000×10^9/L。

骨髓象类似血象，原始细胞计数常＜5%。

原始细胞超过 10% 提示疾病进展。

见图 B1-27～图 B1-29。

2）CML-AP：如存在下列任一情况即可诊断为 CML-AP。①治疗无效的白细胞计数增多（＞10×10^9/L）或血小板计数增多（＞1 000×10^9/L）；②与治疗无关的血小板减少（＜100×10^9/L）；③治疗无效的进行性脾大；④外周血或骨髓涂片嗜碱性粒细胞增多（＞20%），原始细胞占比为 10%～19%。

见图 B1-30。

3）CML-BP：外周血或骨髓涂片中原始细胞≥20% 时即可诊断为 CML-BP。约 70% 病例原始细胞属于粒系，20%～30% 病例原始细胞属于淋系。

见图 B1-31。

（2）细胞遗传学

1）CML-CP：100% 病例存在 *BCR-ABL1* 融合基因，95% 病例出现 t（9；22）（q34；q11.2）易位而形成的 Ph 染色体。其余病例为变异易位或隐匿性 *BCR-ABL1* 融合基因。

2）80% CML 患者出现下列细胞遗传学改变即为 CML 向 CML-AP 或 CML-BP 转化。t（9；22）（q34；q11.2）和下列 1 项或多项：i（17q）、+8、+19 和附加 Ph 染色体。

（3）细胞化学 / 免疫表型

CML 患者中性粒细胞碱性磷酸酶活性降低。

仅原始细胞数量增加时，免疫表型才适用。CML-AP 中原始细胞可表达下列标记。

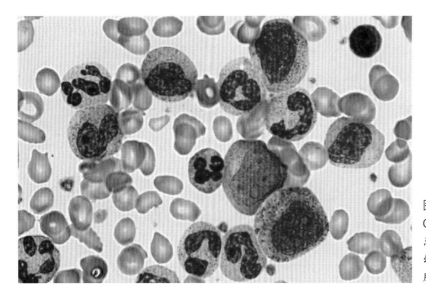

图 B1-27

CML-CP，*BCR-ABL1* 融合基因阳性：患者外周血涂片可见原始粒细胞、早幼粒细胞、中幼粒细胞、杆状核粒细胞和中性粒细胞（×1 000）

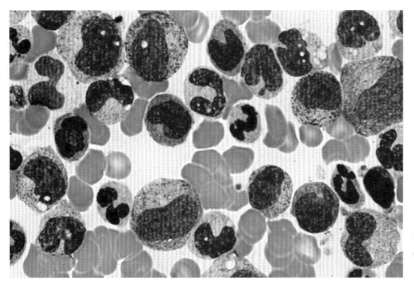

图 B1-28

CML-CP，*BCR-ABL1* 融合基因阳性：患者骨髓涂片可见细胞明显增生（×1000）

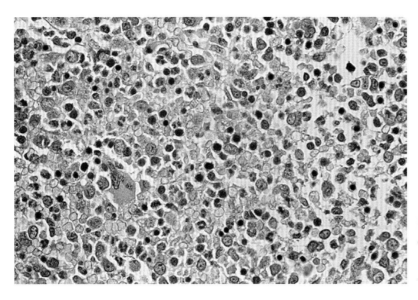

图 B1-29

CML-CP，*BCR-ABL1* 融合基因阳性：患者骨髓活检显示骨髓细胞明显增生，伴髓系造血增加（H-E 染色，×400）

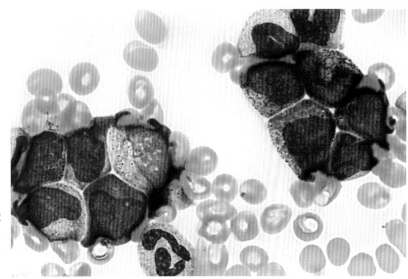

图 B1-30

CML-AP，*BCR-ABL1* 融合基因阳性：患者外周血涂片可见原始粒细胞、早幼粒细胞、中幼粒细胞和晚幼粒细胞增多（×1 000）

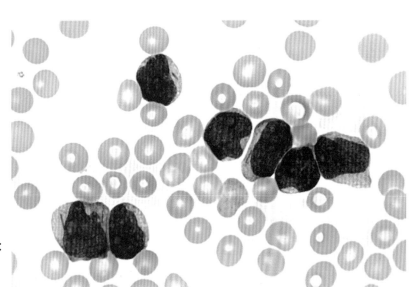

图 B1-31

CML-BP，*BCR-ABL1* 融合基因阳性：患者外周血涂片可见原始细胞，许多含 Auer 小体（×1 000）

A. 粒系标记：CD13⁺、CD33⁺。

B. 单核系标记：CD11c⁺、CD14⁺、CD116⁺。

C. 巨核系标记：CD41⁺、CD61⁺。

D. 淋系标记：末端脱氧核苷酸转移酶（terminal deoxynucleotidyl transferase，TdT）⁺、HLA-DR⁺、CD10⁺、CD19⁺、CD34⁺。

2. 慢性中性粒细胞白血病

慢性中性粒细胞白血病（chronic neutrophilic leukaemia，CNL）是一种罕见病，多见于老年人，发病年龄常超过 80 岁，但青少年也有报道。患者外周血中性粒细胞绝对值 ≥ 25×10^9/L，白细胞分类见杆状核粒细胞数量增加，但早幼粒细胞、中幼粒细胞和晚幼粒细胞少见，原始粒细胞罕见。中性粒细胞胞质常含粗大颗粒，但其细胞形态也可正常。

骨髓涂片可见细胞明显增生，幼粒细胞可增多，原始粒细胞和早幼粒细胞常不增多，单核细胞 < 1×10^9/L。慢性中性粒细胞白血病的诊断需要排除所有其他骨髓增殖性肿瘤。

见图 B1-32。

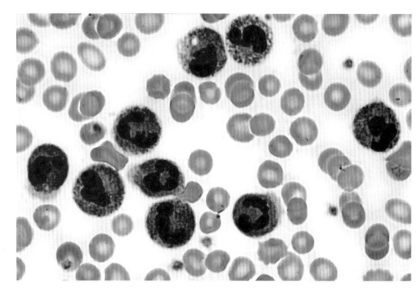

图 B1-32
慢性中性粒细胞白血病：患者外周血涂片可见成熟中性粒细胞增多，胞质含粗大颗粒（×1 000）

（1）细胞遗传学

1）无 *BCR-ABL1* 融合基因和 Ph 染色体。

2）约 90% 病例细胞遗传学正常。

3）约 10% 病例可出现 +8、+9、+21、del（20q）、del（11q）和 del（12p）染色体改变。

（2）细胞化学/免疫表型

1）中性粒细胞碱性磷酸酶积分升高。

2）原始细胞数量未增多，免疫表型不适用。

3. 真性红细胞增多症

真性红细胞增多症（polycythemia vera，PV）是一种以红细胞数量增多为特征的疾病，多见于中年及老年男性，女性较少见，大多数病例发病年龄为 50～60 岁。2/3 病例有相对或绝对粒细胞增多，为（12.0～25.0）×10^9/L。约 50% 病例出现血小板增多，为（450～800）×10^9/L。

见图 B1-33～图 B1-35。

（1）真性红细胞增多症分为 3 个阶段：红细胞增多前期，显性红细胞增多期，消耗期或真性红细胞增多症后骨髓纤维化期。

1）红细胞增多前期和显性红细胞增多期：该阶段特征是外周血和骨髓涂片红系、粒系和巨核系细胞数量增多。红细胞为正细胞正色素性。某些病例因放血治疗或慢性消化道出血而出现缺铁，此时的红细胞为小细胞低色素性。外周血偶见幼稚粒细胞。巨核细胞增多，尤其是血小板增多患者，随着显性红细胞增多期的进展，红细胞生成减少但红细胞量正常。

2）消耗期或真性红细胞增多症后骨髓纤维化期：该阶段特征是红系和粒系造血减少。血涂片可见幼粒、幼红细胞增多和泪滴形红细胞。幼粒细胞数量逐渐增多。外周血或骨髓涂片可见原始粒细胞，但比例 < 10%。骨髓逐渐出现纤维化，脾脏因继发髓外造血而增大。

（2）细胞遗传学：95% 以上患者出现 *JAK2 V617F* 基因获得功能性突变，但该突变并非真性红细胞增多症的特异改变。部分患者也可存在 *JAK2* 基因 12 号外显子功能性突变。

诊断真性红细胞增多症时，10%～20% 病例出现下列一种或多种异常：del（20q）、+8、+9、9p 改变、增加 1q 和 del（13q）。

（3）免疫表型：无异常免疫表型的特征。

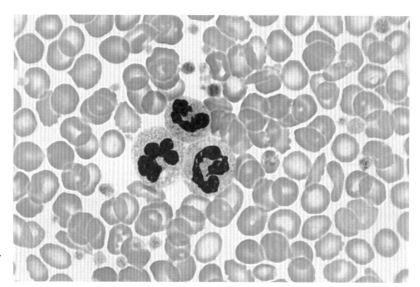

图 B1-33
真性红细胞增多症：患者外周血涂片可见红细胞、粒细胞和血小板数量增多，含许多异常大血小板（×1 000）

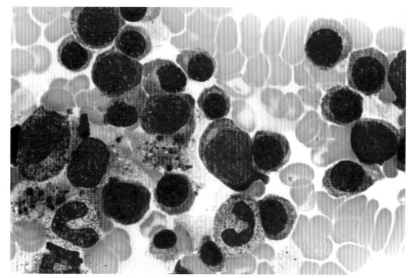

图 B1-34
真性红细胞增多症：患者骨髓涂片显示幼粒细胞和有核红细胞增多（×1 000）

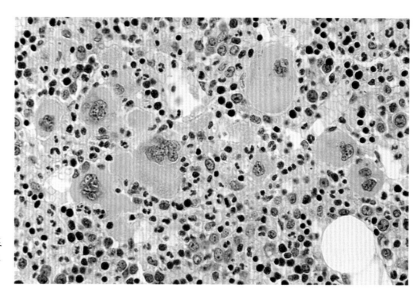

图 B1-35
真性红细胞增多症：患者骨髓活检显示粒系、红系、巨核系细胞数量增多（H-E 染色，×400）

4. 原发性骨髓纤维化

原发性骨髓纤维化（primary myelofibrosis，PMF）是一种克隆性骨髓增殖性肿瘤，特征是骨髓粒细胞和异常巨核细胞增多。

原发性骨髓纤维化主要发病年龄为 60 ～ 70 岁，无性别差异，常出现正细胞正色素性贫血。有些患者可出现小细胞低色素性贫血，这与继发性消化道出血有关。

（1）原发性骨髓纤维化分为两个阶段：纤维化前期和纤维化期。

1）纤维化前期：骨髓涂片可见细胞明显增生，粒细胞增多伴左移，原始粒细胞未增多，巨核细胞大小异常，常聚集成簇。

见图 B1-36、图 B1-37。

2）纤维化期：此阶段骨髓细胞增生程度从明显活跃至低下（因部分骨髓被纤维结缔组织取代）。脾脏出现髓外造血，有时可见肝脏造血。骨髓粒系核左移，但原始粒细胞 < 10%；若原始粒细胞 ≥ 20% 则提示急性白血病转化；异常巨核细胞常成簇分布是纤维化期的特征性表现。

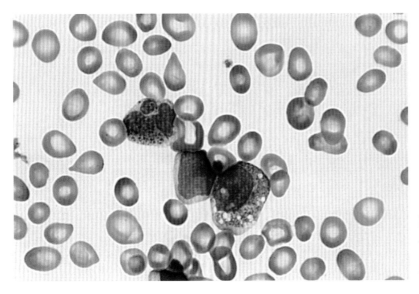

图 B1-36
原发性骨髓纤维化：患者外周血涂片可见原始粒细胞、中幼粒细胞、泪滴形红细胞（×1 000）

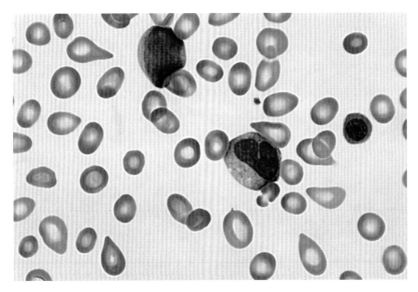

图 B1-37
原发性骨髓纤维化：患者外周血涂片可见原始粒细胞、中幼粒细胞、有核红细胞和泪滴形红细胞（×1 000）

　　脾大时需要做脾切除术。患者脾切除术后外周血涂片可见泪滴形红细胞减少或无泪滴形红细胞，这提示泪滴形红细胞主要在脾脏生成。

　　骨髓穿刺常出现干抽，诊断需要依靠骨髓活检。

　　见图 B1-38、图 B1-39。

　　值得注意的是，恶性肿瘤浸润骨髓时，血涂片可见类似幼粒、幼红细胞增多伴泪滴形红细胞的血象。

　　见图 B1-40 ～图 B1-42。

　　（2）细胞遗传学

　　1）约 50% 患者携带 *JAK2 V617F* 突变基因。

　　2）无 *BCR-ABL1* 融合基因或 Ph 染色体。

　　3）多达 30% 的原发性骨髓纤维化患者有细胞遗传学异常：del（13q）、del（20q）、der（6）t（1；6）、部分三体 1q、+8 和（或）+9、−7/del（7q）和 −5/del（5q）。

　　（3）免疫表型：无异常免疫表型的特征。

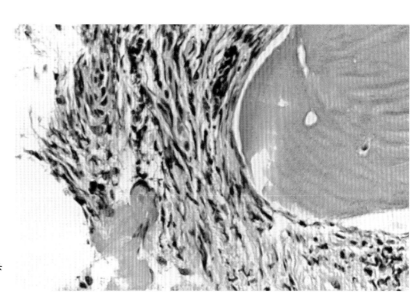

图 B1-38
原发性骨髓纤维化：患者骨髓活检显示
纤维化程度增加（H-E 染色，×400）

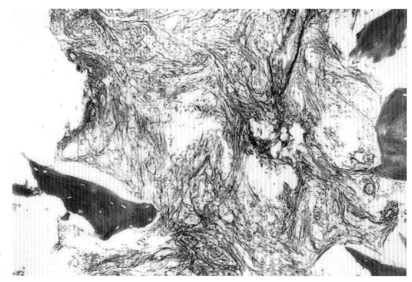

图 B1-39
原发性骨髓纤维化：患者网状蛋白染色
骨髓活检显示纤维化程度增加（×200）

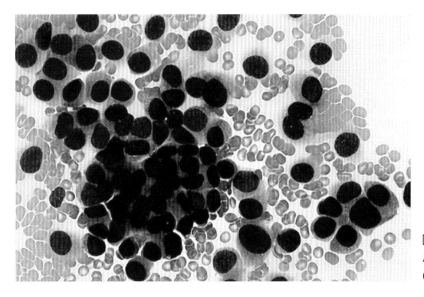

图 B1-40

恶性肿瘤，非造血细胞浸润骨髓（×400）

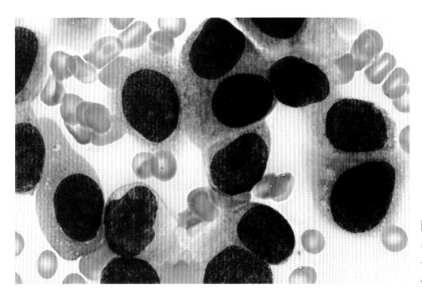

图 B1-41

恶性肿瘤，非造血细胞浸润骨髓。这些胞核染色质细致，有核仁，胞质嗜碱性（×1 000）

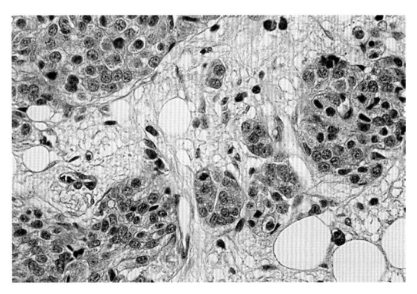

图 B1-42

骨髓活检显示恶性肿瘤细胞浸润（H-E染色，×400）

5. 原发性血小板增多症

原发性血小板增多症（essential thrombocythemia，ET）是一种累及巨核系的慢性骨髓增殖性肿瘤。特点是外周血中血小板计数持续 $\geqslant 450 \times 10^9/\mathrm{L}$，骨髓中成熟巨核细胞数量增多，体积增大。由于没有原发性血小板增多症相关基因或生物标志物，诊断前必须排除其他原因引起的血小板增多，如感染、出血和反应性血小板增多。

原发性血小板增多症发病年龄为 50～60 岁，有时可见于 20～40 岁年轻人，无性别差异。

外周血涂片可见血小板大小不一，从小到大均可见，甚至可见巨大血小板，少颗粒或无颗粒血小板亦可见。白细胞计数和分类常正常。因血小板功能受损而导致胃肠道慢性出血，至少 50% 患者的红细胞为小细胞低色素性。

患者骨髓细胞明显增生，巨核细胞数量增多。巨核细胞体积增大，核分叶增多，常成簇出现。

见图 B1-43、图 B1-44。

（1）细胞遗传学

1）无特异性细胞遗传学异常。

2）无 BCR-ABL1 融合基因或 Ph 染色体。

3）40%～50% 病例存在 JAK2 V617F 基因突变。

4）5%～10% 病例存在细胞遗传学异常，其中 +8、9 号染色体异常，del（7q）、del（17p）和 del（20q）染色体变化最常见。

（2）免疫表型：无异常免疫表型特征。

6. 慢性嗜酸性粒细胞白血病和高嗜酸性粒细胞综合征

慢性嗜酸性粒细胞白血病（chronic eosinophilic leukaemia，CEL）是一种罕见的骨髓增殖性肿瘤，特征是外周血和骨髓中嗜酸性粒细胞增生。患者外周血嗜酸性粒细胞绝对值 $\geqslant 1.5 \times 10^9/\mathrm{L}$，外周血和骨髓原始细胞比例小于 20%，嗜酸性粒细胞克隆性证据对诊断慢性嗜酸性粒细胞白血病是必需的。若无克隆性证据且骨髓原始细胞未见增多，则可诊断为高嗜酸性粒细胞综合征（hypereosinophilic syndrome，HES）。高嗜酸性粒细胞综合征的特征是嗜酸性粒细胞绝对值 $\geqslant 1.5 \times 10^9/\mathrm{L}$，持续至少 6 个月，高嗜酸性粒细胞综合征常伴器官受累。慢性嗜酸性粒细胞白血病和高嗜酸性粒细胞综合征的嗜酸性粒细胞的形态异常、体积增大、颗粒减少，缺乏颗粒可导致胞质出现透明的蓝色区域。嗜酸性粒细胞常含空泡，可见分叶过少或分叶过多。

见图 B1-45～图 B1-47。

（1）细胞遗传学

1）慢性嗜酸性粒细胞白血病无 BCR-ABL1 融合基因或 Ph 染色体。

2）若存在 BCR-ABL1 融合基因或 Ph 染色体则应诊断为 CML 而非慢性嗜酸性粒细胞白血病。

3）慢性嗜酸性粒细胞白血病无特异性细胞遗传学变化，但有报道出现 +8、-7、i（17q）、del（20q）和 -Y 染色体变化等。有些病例可出现 PDGFRA 基因（4q12）或 PDGFRB 基因（5q33）重排，包括 4q12 缺失引起 FIP1L1-PDGFRA 基因隐匿性融合。基因重排只能用荧光原位杂交（fluorescence in situ hybridization，FISH）分析检出，对慢性嗜酸性粒细胞白血病无特异性。

4）某些病例存在 JAK2 基因突变。

（2）免疫表型：无异常免疫表型特征。

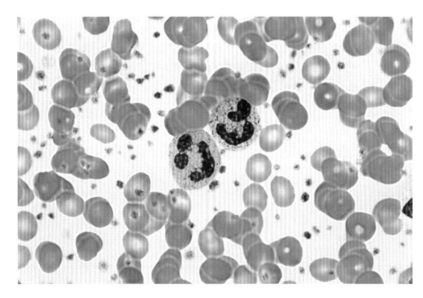

图 B1-43
原发性血小板增多症：外周血涂片可
见血小板明显增多，血小板计数为
$2\,129\times10^9/L$（$\times1\,000$）

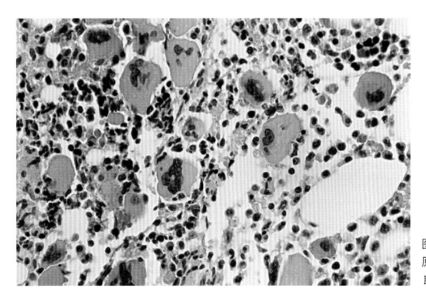

图 B1-44
原发性血小板增多症：骨髓活检显示
巨核细胞增多（H-E 染色，$\times400$）

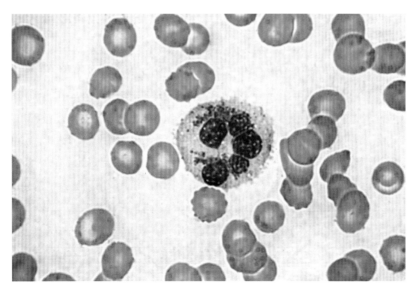

图 B1-45
高嗜酸性粒细胞综合征：患者外周血
涂片可见颗粒减少的嗜酸性粒细胞
（$\times1\,000$）

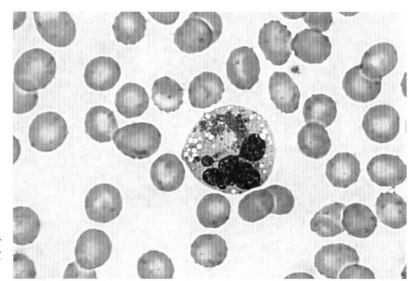

图 B1-46
高嗜酸性粒细胞综合征: 患者外周血涂片可见分叶过多、颗粒减少、含空泡嗜酸性粒细胞 (×1 000)

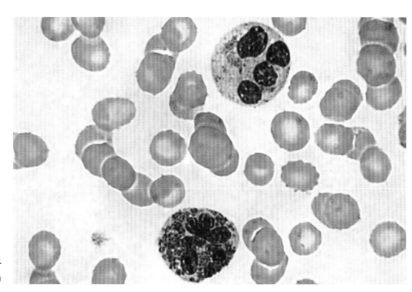

图 B1-47
高嗜酸性粒细胞综合征: 患者外周血涂片可见异常嗜酸性粒细胞 (×1 000)

7. 肥大细胞增多症

肥大细胞增多症是一种肥大细胞克隆增殖性肿瘤, 若累及皮肤则称为皮肤肥大细胞增多症, 若累及内脏器官则称为系统性肥大细胞增多症。此病可发生于任何年龄。

(1) 皮肤肥大细胞增多症 (cutaneous mastocytosis, CM): 常见于幼儿, 有时见于刚出生的新生儿。表现为单纯性肥大细胞瘤或色素性荨麻疹。极罕见病例累及骨髓, 并进展为肥大细胞白血病。肥大细胞颗粒可产生组胺, 可引起广泛瘙痒和肝素样凝血异常。肝素样凝血异常可导致致命性出血。在儿童患者中, 早期皮肤肥大细胞增多症常会自发消退。

(2) 系统性肥大细胞增多症 (systemic mastocytosis, SM): 常见于成年人, 一般 20 岁后发病, 常累及骨髓, 也包括其他器官, 如脾脏、淋巴结、肝脏和胃肠道。超过 50% 的患者可出现皮损。

见图 B1-48、图 B1-49。

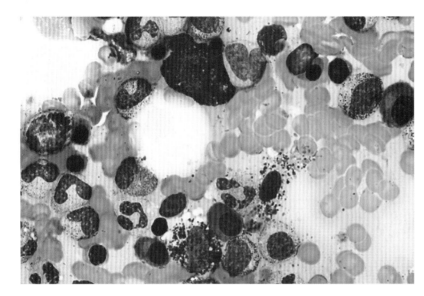

图 B1-48
系统性肥大细胞增多症：患者肥大细胞浸润骨髓（×1 000）（致谢 Westmead 医院）

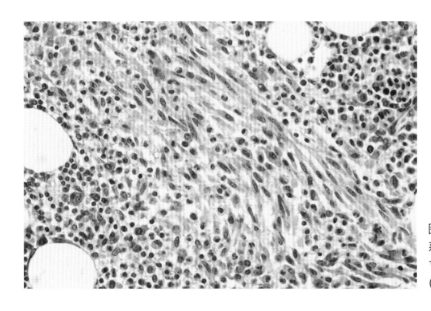

图 B1-49
系统性肥大细胞增多症：患者骨髓活检可见呈梭形的肥大细胞病灶（×400）（致谢 Westmead 医院）

8. 肥大细胞白血病

肥大细胞白血病（mast cell leukaemia，MCL）骨髓中肥大细胞数量≥有核细胞的 20%。骨髓涂片可见肥大细胞弥漫性浸润，肥大细胞形态不典型，胞质颗粒减少，胞核不规则，核仁常明显。当外周血肥大细胞数量＜有核细胞的 10% 时，即可诊断为非白血病性肥大细胞白血病。

（1）细胞遗传学

1）有时可见 *JAK2 V617F* 基因突变。

2）肥大细胞增生症常伴 *KIT* 基因体细胞激活性点突变。大多数病例酪氨酸激酶结构域密码子 816 发生突变。

（2）免疫表型：CD9$^+$、CD33$^+$、CD45$^+$、CD68$^+$、CD117$^+$、CD2$^+$/CD25$^+$。

9. 骨髓增殖性肿瘤－未分类

骨髓增殖性肿瘤－未分类（myeloproliferative neoplasm-unclassifiable，MPN-U）包括具有骨髓增殖性肿瘤的临床、实验检查和形态学特征病例，但不能将其归于特定类别的肿瘤。

MPN-U 分为 3 类：第一类包括有骨髓增殖性肿瘤早期特征的病例，如外周血涂片可见血小板增多，伴不同程度中性粒细胞增多，但严重程度不足以诊断为真性红细胞增多症、原发性骨髓纤维化或原发性血小板增多症；第二类包括有慢性骨髓增殖性肿瘤进展期特征的病例，骨髓涂片显示致密纤维化和骨硬化、原始细胞增多，从而掩盖了潜在肿瘤；第三类是骨髓增殖性肿瘤的病例，同时存在其他肿瘤或炎症过程，从而掩盖了特定肿瘤的诊断特点。

见图 B1-50、与 B1-51。

（1）细胞遗传学

1）无特异性细胞遗传学异常。

2）无 *BCR-ABL1* 融合基因、Ph 染色体、*PDGFRA* 基因、*PDGFRB* 基因、*FGFR1* 基因重排。

（2）免疫表型：无异常免疫表型的特征。

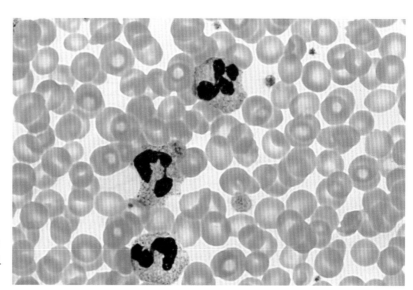

图 B1-50
MPN-U（第一类）：患者外周血涂片可见血小板增多，伴大血小板和中性粒细胞增多（×1 000）

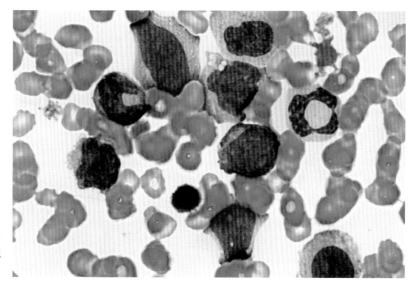

图 B1-51
MPN-U（第二类）：患者外周血涂片可见幼粒、幼红细胞增多血象，伴原始细胞和幼粒细胞（×1 000）

四、骨髓增生异常 / 骨髓增殖性肿瘤

1. 慢性粒单核细胞白血病

慢性粒单核细胞白血病（chronic myelomonocytic leukaemia，CMML）是一种以骨髓增殖和骨髓增生异常为特征的克隆性造血肿瘤，主要发病年龄在 50 岁以上。CMML 的特征是持续性单核细胞 $> 1 \times 10^9$/L，常为 $(2 \sim 5) \times 10^9$/L，无 *BCR-ABL1* 融合基因和 Ph 染色体。发育异常发生在髓系的单系或多系细胞中。外周血和骨髓涂片原始细胞占比 $< 20\%$（幼单核细胞计数为原始细胞）。CMML 患者单核细胞常有形态异常。

根据外周血和骨髓涂片中原始细胞的比例，将 CMML 分为两型：CMML-1 和 CMML-2[①]。CMML-1 的特征是外周血涂片中原始细胞占比 $< 5\%$，骨髓涂片中原始细胞占比 $< 10\%$（包括幼单核细胞）；CMML-2 的特征是外周血涂片中原始细胞占比为 $5\% \sim 19\%$，骨髓涂片中原始细胞（包括幼单核细胞）占比为 $10\% \sim 19\%$。

见图 B1-52 ～图 B1-54。

（1）细胞遗传学：$20\% \sim 40\%$ CMML 病例出现细胞遗传学异常，最常见的是 +8、–7/del（7q）、i（17q）染色体改变和染色体 12q 结构异常。

（2）免疫表型：CD13$^+$、CD14$^{+/-}$、CD33$^+$、CD64$^{+/-}$、CD68$^{+/-}$。

2. 不典型慢性髓系白血病，*BCR-ABL1* 阴性

不典型慢性髓系白血病（atypical chronic myeloid leukaemia，aCML）是一种以骨髓增殖和骨髓增生异常为特征的肿瘤。不典型慢性髓系白血病多见于老年男性，女性相对较少，大多数患者发病年龄为 70 ～ 80 岁，也有青少年发病的报道。

不典型慢性髓系白血病白细胞计数 $\geqslant 13 \times 10^9$/L，可高达 $(35 \sim 95) \times 10^9$/L 或甚至 300×10^9/L。外周血涂片可见原始细胞占比 $< 5\%$。外周血涂片可见幼粒细胞占比为 $10\% \sim 20\%$。轻度嗜碱性粒细胞增多，占比常 $< 2\%$。单核细胞未增多，占比常 $< 10\%$。骨髓涂片中原始细胞占比 $< 20\%$。粒细胞发育异常是不典型慢性髓系白血病典型特征，如中性粒细胞 Pelger 样改变、胞质颗粒减少。患者常见血小板计数减少，红系和巨核系可出现不同程度发育异常。

（1）细胞遗传学

1）无 *BCR-ABL1* 融合基因、Ph 染色体或 *PDGFRA* 基因及 *PDGFRB* 重排基因。

2）有些病例有 *JAK2 V617F* 基因突变。

3）80% 不典型慢性髓系白血病病例出现遗传学异常：+8、del（20q）、12、13、14、17、19 和罕见 i（17q）染色体改变。

（2）细胞化学 / 免疫表型

1）中性粒细胞碱性磷酸酶，积分可降低、正常或升高。

2）无特异性免疫表型异常。

3. 幼年型粒单核细胞白血病

幼年型粒单核细胞白血病（juvenile myelomonocytic leukaemia，JMML）是一种以粒细胞和单核细胞增多为特征的克隆性肿瘤。主要见于 1 个月至 14 岁儿童，大多数病例为 3 岁以下发病。男性患者比女性患者多见。患者有时以湿疹为首要表现，活检时显示白血病细胞浸润。10% 的病例与 1 型神经纤维瘤有关。

---

① 译者注：2016 年，《造血和淋巴组织肿瘤 WHO 分类》（第四版）将 CMML 分成三个亚型。

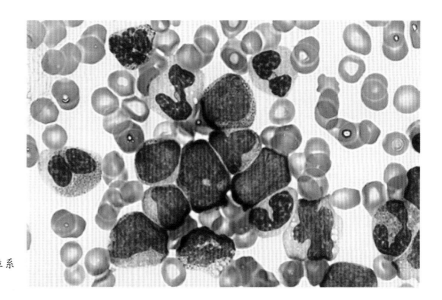

图 B1-52

CMML-1：患者外周血涂片可见粒系和单核系细胞增多（×1 000）

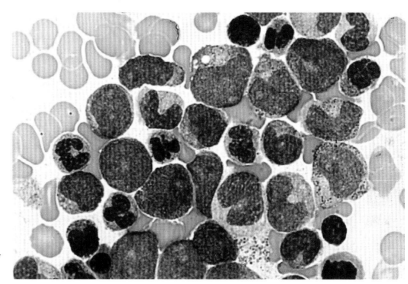

图 B1-53

CMML-1：患者骨髓涂片可见粒系和单核系细胞增多（×1 000）

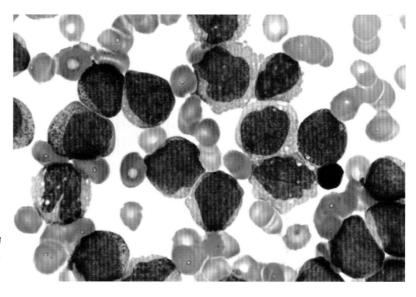

图 B1-54

CMML-2：患者骨髓涂片可见原始细胞增多，伴粒系和单核系细胞增多（×1 000）

幼年型粒单核细胞白血病的特征是白细胞计数增多，常 < 100×10^9/L，粒系核左移。外周血涂片出现单核细胞增多 > 1×10^9/L，外周血和骨髓涂片出现原始细占比 < 20%（包括幼单核细胞）。

幼年型粒单核细胞白血病的细胞发育异常程度较轻，粒系比红系、巨核系更易出现发育异常。HbF 较同龄人高，占血红蛋白总量的 38% ～ 70%，并均匀分布于红细胞中，HbA$_2$ 正常或降低。

见图 B1-55 ～图 B1-58。

（1）细胞遗传学

1）无 *BCR-ABL1* 融合基因和 Ph 染色体。

2）约 25% 病例中出现 7 号染色体单体，但其对幼年型粒单核细胞白血病的诊断无特异性。

（2）免疫表型：无特异性免疫表型。

4. 骨髓增生异常 / 骨髓增殖性肿瘤 - 未分类

骨髓增生异常 / 骨髓增殖性肿瘤 - 未分类（myelodysplastic/myeloproliferative neoplasm-unclassifiable MDS/MPN-U）是以骨髓增生异常和骨髓增殖为特征，但未达到 CMML、不典型慢性髓系白血病或幼年型粒单核细胞白血病诊断标准的肿瘤。患者贫血伴大红细胞增多和双相性红

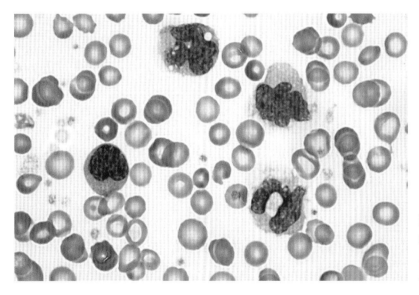

图 B1-55
幼年型粒单核细胞白血病：患者外周血涂片可见单核细胞增多和晚幼粒细胞（×1 000）

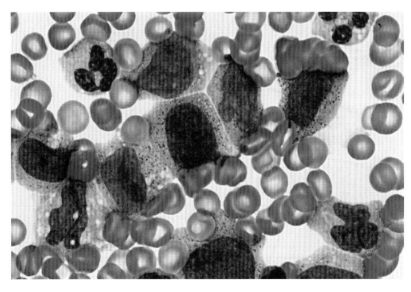

图 B1-56
幼年型粒单核细胞白血病：患者外周血涂片可见单核细胞增多和幼粒细胞增多（×1 000）

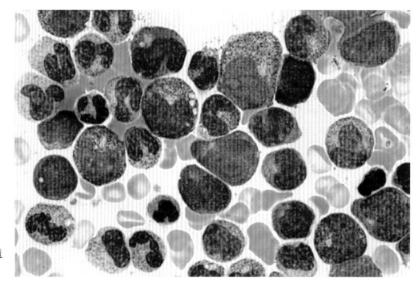

图 B1-57
幼年型粒单核细胞白血病：患者骨髓
涂片可见粒系造血增加（×1 000）

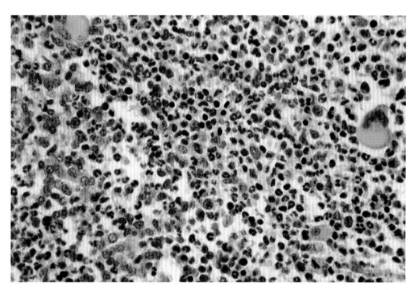

图 B1-58
幼年型粒单核细胞白血病：患者骨髓
活检显示骨髓细胞明显增多，粒系造
血增加（×400）

细胞，同时伴血小板增多 ≥ 450×10⁹/L 和白细胞增多 ≥ 13×10⁹/L。外周血涂片和骨髓涂片中原始细胞占比 < 20%。原始细胞占比超过 10% 提示其向更侵袭阶段进展。骨髓涂片见有核细胞明显增生，至少单系或多系发育异常。外周血和骨髓涂片有助于 MDS 和骨髓增殖性肿瘤的诊断。

　　诊断 MDS/MPN-U 时，重要的是确定发育不良是否是药物引起的。若是，则此病就不能诊断为 MDS/MPN-U。患者只有在无骨髓增殖性疾病、骨髓增生异常病史时，才能诊断为 MDS/MPN-U。

　　（1）细胞遗传学

　　1）无特异性细胞遗传学异常。

　　2）无 *BCR-ABL1* 融合基因、Ph 染色体和 *PDGFRA* 基因、*PDGFRB* 基因和 *FGFR1* 基因的重排，无单纯 del（5q）或 t（3；3）/inv（3）染色体改变。

　　（2）免疫表型：无异常免疫表型特征。

五、骨髓增生异常综合征

"骨髓增生异常"一词是指骨髓增殖和分化异常状态，常见于老年人，约 85% 病例会进展为 AML。以前将此类肿瘤称为白血病前期和冒烟型白血病。骨髓增生异常综合征（myelodysplastic syndrome，MDS）是指单一全能干细胞发生肿瘤性转化，导致骨髓和外周血出现红系、粒系和巨核系中单系或多系异常。

1. 形态异常

（1）红细胞：可存在以下 1 个或多个特征。

1）MCV 从低到高，但 RDW 常增宽，表明红细胞明显大小不均或有双相性红细胞。

2）异形红细胞（包括椭圆形红细胞和泪滴形红细胞）增多。

3）若出现有核红细胞和 Howell-Jolly 小体则提示红细胞成熟异常。

4）可见嗜碱性点彩红细胞。

5）若出现 Pappenheimer 小体和环状铁粒幼细胞则反映红细胞发育异常和铁利用障碍。

6）可见核出芽、多核、核间桥和胞间桥。

7）可见巨幼样改变。

（2）白细胞：可存在以下 1 个或多个特征。

1）50% 病例出现中性粒细胞减少。

2）单核细胞增多。

3）粒系颗粒减少和（或）缺失。

4）粒系假性 Pelger-Huët 畸形或 Pelger 样变化。

5）出现原始粒细胞。

（3）血小板：可存在以下 1 个或多个特征。

1）约 25% 患者出现轻度至中度血小板减少。

2）血小板大小不等，可伴巨大血小板 [血小板平均体积（mean platelet volume，MPV）增大和血小板分布宽度（platelet distribution width，PDW）增宽]。

3）骨髓出现分叶减少的小巨核细胞和分叶过多的巨核细胞。

2. WHO 分类

世界卫生组织（World Health Organization，WHO）根据外周血和骨髓涂片出现的原始细胞、环状铁粒幼细胞数量将 MDS 分为 7 个亚类（表 B1-1）。

（1）难治性血细胞减少伴单系发育异常（refractory cytopenia with uniparental dysplasia，RCUD）：是单系或两系减少的 MDS。血细胞减少定义为血红蛋白 < 100 g/L，中性粒细胞绝对值 < 1.8×10^9/L，血小板计数 < 100×10^9/L。

1）难治性血细胞减少伴单系发育异常包括难治性贫血、难治性中性粒细胞减少和难治性血小板减少 3 个亚类。

A. 难治性贫血（refractory anaemia，RA）：主要影响红系。红细胞显示一定程度的大小不均，RDW 增宽。血涂片上同时可见大红细胞和小红细胞，且通常见于以贫血为首发表现的老年人。中性粒细胞和血小板的数量和形态常正常。≥ 10% 幼红细胞发育异常，包括核出芽、多核、核间桥和胞间桥及巨幼样变。外周血原始细胞罕见，占比 < 1%，骨髓原始细胞占比 < 5%，环状铁粒幼细胞占比 < 15%。

见图 B1-59、图 B1-60。

表 B1-1 MDS 的 WHO 分类

分类	外周血	骨髓
1. 难治性血细胞减少伴单系发育异常（RCUD） －难治性贫血（RA） －难治性中性粒细胞减少（RN） －难治性血小板减少（RT）	单系减少或两系减少；无原始细胞或罕见原始细胞（＜1%）	单系发育异常：≥10% 粒系单系细胞发育异常；原始细胞占比＜5%；环状铁粒幼细胞占比＜15%
2. 难治性贫血伴环状铁粒幼细胞（RARS）	贫血；无原始细胞	环状铁粒幼细胞≥15% 幼红细胞；仅红系发育异常；原始细胞占比＜5%
3. 难治性血细胞减少伴多系发育异常（RCMD）	血细胞减少；无原始细胞或罕见原始细胞（＜1%）；无 Auer 小体；单核细胞＜1×10⁹/L	≥2 个髓系［粒细胞和（或）幼红细胞和（或）巨核细胞］≥10% 细胞发育异常；原始细胞占比＜5%；无 Auer 小体；环状铁粒幼细胞占幼红细胞比例不作要求
4. 难治性贫血伴原始细胞增多 -1（RAEB-1）	血细胞减少；原始细胞占比＜5%；无 Auer 小体；单核细胞＜1×10⁹/L	单系或多系发育异常；原始细胞占比为 5% ～ 9%；无 Auer 小体
5. 难治性贫血伴原始细胞增多 -2（RAEB-2）	血细胞减少；原始细胞占比为 5% ～ 19%；Auer 小体（±）；单核细胞＜1×10⁹/L	单系或多系发育异常；原始细胞占比为 10% ～ 19%；Auer 小体（±）
6. 骨髓增生异常综合征－未分类（MDS-U）	血细胞减少；原始细胞占比≤1%	虽明确发育异常单系或多系髓系细胞占比＜10%，但出现细胞遗传学异常可诊断为 MDS；原始细胞占比＜5%
7. MDS 伴单纯 del（5q）	贫血；血小板正常或增多；无原始细胞或罕见原始细胞（＜1%）	巨核细胞数量正常或增多，伴核分叶减少；原始细胞占比＜5%；单纯性 del（5q）细胞遗传学异常；无 Auer 小体

注：±表示有或无。

资料来源：Swerdlow SH, Campo E, Harris NL, 等 . 造血和淋巴组织肿瘤 WHO 分类（第四版）第二卷 . 里昂：国际癌症研究机构，2008.

B. 难治性中性粒细胞减少（refractory neutropenia，RN）：特征是外周血和骨髓涂片发育异常的中性粒细胞占比≥10%。其特征性变化为核分叶减少和颗粒减少或缺乏。

见图 B1-61、图 B1-62。

C. 难治性血小板减少（refractory thrombocytopenia，RT）：特征是至少 30 个巨核细胞中有≥10% 的巨核细胞发育异常。其特征性变化为核分叶减少或分叶过多的巨核细胞和小巨核细胞。巨核细胞数量可增加或减少。外周血涂片可见血小板大小不均、颗粒异常。

见图 B1-63。

2）细胞遗传学

A. 难治性贫血无特异性细胞遗传学异常。

B. 超过 50% 病例有细胞遗传学异常，包括 del（20）、+8、－5/del（5q）、－7/del（7q）染色体改变。

3）免疫表型

A. 流式细胞术检测发现，难治性贫血存在幼红细胞异常免疫表型。

B. 难治性中性粒细胞减少或难治性血小板减少无异常免疫表型。

（2）难治性贫血伴环状铁粒幼细胞（refractory anaemia with ring sideroblasts，RARS）：是仅影响红系的 MDS。其特征是双相性红细胞，RDW 增宽。外周血涂片可见嗜碱性点彩红细胞和大量 Pappenheimer 小体。骨髓涂片普鲁士蓝染色可见环状铁粒幼细胞占比≥15%。环状铁粒幼细胞

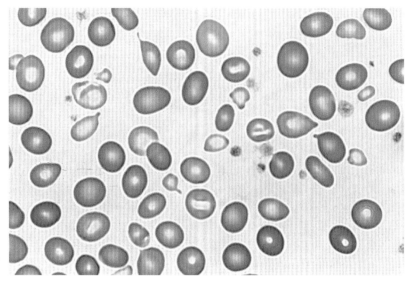

图 B1-59

难治性血细胞减少伴单系发育异常——
难治性贫血：患者外周血涂片可见红
细胞明显大小不均、小细胞低色素性
红细胞和正色素大红细胞（双相性红
细胞）和大血小板（×1 000）

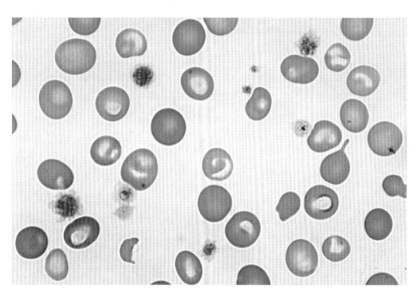

图 B1-60

难治性血细胞减少伴单系发育异常——
难治性贫血：患者外周血涂片可见双
相性红细胞，伴巨大血小板（×1 000）

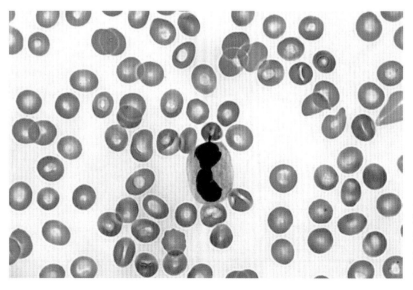

图 B1-61

难治性血细胞减少伴单系发育异常——
难治性中性粒细胞减少：患者外周血
涂片可见 Pelger 样中性粒细胞伴颗粒
缺乏（×1 000）

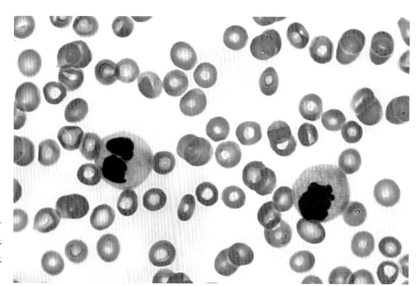

图 B1-62
难治性血细胞减少伴单系发育异常——
难治性中性粒细胞减少：患者外周血
涂片可见 Pelger 样中性粒细胞伴颗粒
减少（×1 000）

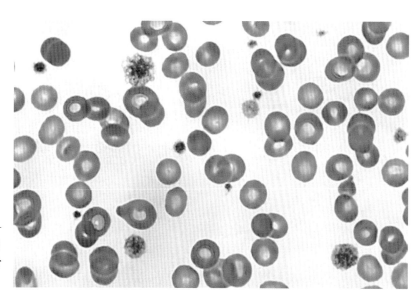

图 B1-63
难治性血细胞减少伴单系发育异常——
难治性血小板减少：患者外周血涂片
可见血小板大小不均和颗粒变化异常
（×1 000）

是指幼红细胞核周有至少 5 个铁颗粒，且颗粒至少绕核周 1/3 以上。骨髓涂片红细胞发育异常包括出现分叶核和巨幼样变。

外周血涂片无原始细胞，骨髓涂片原始细胞占比＜ 5%。髓系无发育异常。血小板体积可增大，MPV 增大和 PDW 增宽。

见图 B1-64 ～图 B1-66。

1）细胞遗传学

A. 无特异性细胞遗传学异常。

B. 5% ～ 10% 病例可出现细胞遗传学异常，常累及单个染色体。

2）免疫表型：无特定免疫表型异常。

（3）难治性血细胞减少伴多系发育异常（refractory cytopenia with multilineage dysplasia，RCMD）：是以单系、两系或全血细胞减少为特征的 MDS，伴两系或三系发育异常。外周血涂片可见双相性红细胞、中性粒细胞颗粒减少和（或）无颗粒、假性 Pelger-Huët 畸形或 Pelger 样变化。外周血涂片中原始细胞占比＜ 1%，骨髓涂片中原始细胞占比＜ 5%。外周血单核细胞绝对值＜ 1×10⁹/L。

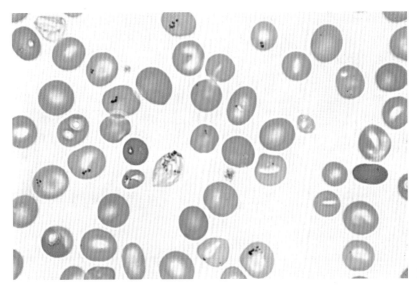

图 B1-64

难治性贫血伴环状铁粒幼细胞：患者外周血涂片可见双相性红细胞，大量 Pappenheimer 小体（×1 000）

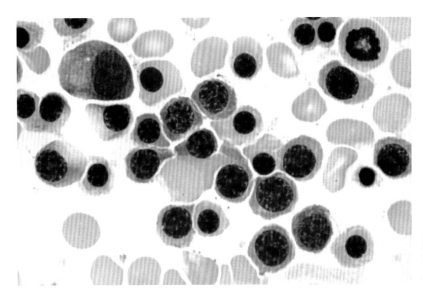

图 B1-65

难治性贫血伴环状铁粒幼细胞：患者骨髓涂片可见红系发育异常（×1 000）

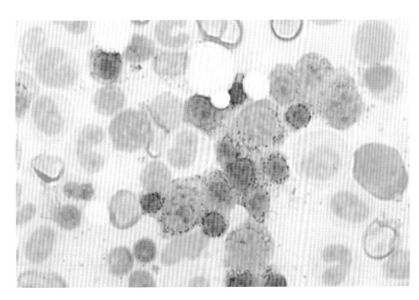

图 B1-66

难治性贫血伴环状铁粒幼细胞：患者骨髓涂片铁染色（普鲁士蓝染色）可见环状铁粒幼细胞（×1 000）

骨髓涂片中幼红细胞可出现核出芽、多核和巨幼样变。巨核细胞可出现发育异常，如小巨核细胞和分叶过多巨核细胞。骨髓涂片难治性血细胞减少伴多系发育异常可见 15% 环状铁粒幼细胞。

见图 B1-67 ～图 B1-69。

1）细胞遗传学

A. 无特异性细胞遗传学异常。

B. 细胞遗传学异常可包括 -5/del（5q）、－7/del（7q）、+8 和 del（20q）染色体变化。

C. 超过 50% 病例出现复杂核型异常。

2）免疫表型：可出现异常免疫表型。

（4）难治性贫血伴原始细胞增多（refractory anaemia with excess blasts，RAEB）：是单系或多系发育异常的 MDS。外周血涂片可见双相性红细胞、中性粒细胞颗粒减少和（或）无颗粒、假性 Pelger-Huët 畸形或 Pelger 样变化。

骨髓涂片可见幼红细胞核分叶异常、核出芽、多核、巨幼样变和核间桥。巨核细胞可见分叶减少的小巨核细胞，分叶过多巨核细胞。

根据外周血和骨髓中原始细胞数量将难治性贫血伴原始细胞增多分为两个亚类：难治性贫血伴原始细胞增多 -1（RAEB-1），定义为外周血原始细胞占比 < 5%，骨髓原始细胞占比为 5% ～ 9%，外周血单核细胞 < 1×10^9/L。难治性贫血伴原始细胞增多 -2（RAEB-2），定义为外周血原始细胞占比为 5% ～ 19%，骨髓原始细胞占比为 10% ～ 19%，外周血单核细胞 < 1×10^9/L。

无论原始细胞数量多少，若原始细胞出现 Auer 小体即为 RAEB-2。

见图 B1-70 ～图 B1-72。

约 15% MDS 患者骨髓纤维化增生，归类为难治性贫血伴原始细胞增多伴纤维化（refractory anaemia with excess blasts with fibrosis，RAEB-F）。在形态学上，该亚类与 AML 和相关前体细胞肿瘤亚类中急性全髓增殖症伴骨髓纤维化重合。

1）细胞遗传学：难治性贫血伴原始细胞增多无特异性细胞遗传学异常。30% ～ 50% 病例可出现细胞遗传学异常，包括 -5/del（5q）、-7/del（7q）、+8 和 del（20q）染色体变化，可见复杂核型。

2）免疫表型

A. CD34+、HLA-DR+、CD38+、CD117+、CD13+/-、CD33+/-。

B. RAEB-F：CD61+ 和 CD42b+。

（5）骨髓增生异常综合征－未分类（myelodysplastic syndrome-unclassifiable，MDS-U）：是 MDS 的一个亚型，不能分类至上述任何一类 MDS。

1）当有下列任何形态学表现时，即可诊断为 MDS-U。

A. 难治性血细胞减少伴单系发育异常或难治性血细胞减少伴多系发育异常，但外周血涂片中原始细胞占比为 1%。

B. 难治性血细胞减少伴单系发育异常伴全血细胞减少，但难治性血细胞减少伴单系发育异常只允许单系或两系减少。

C. 血细胞减少，外周血涂片中原始细胞占比 < 1%，骨髓涂片中原始细胞占比 < 5%，单系或多系髓系细胞发育不良的比例 < 10% 且存在 MDS 相关的遗传学改变。

MDS-U 患者年龄常较大，但也可见于年轻人，可见于接受化疗药物和放疗患者。

2）细胞遗传学：无特异性细胞遗传学异常。

3）免疫表型：无特异性免疫表型。

见图 B1-73、B1-74。

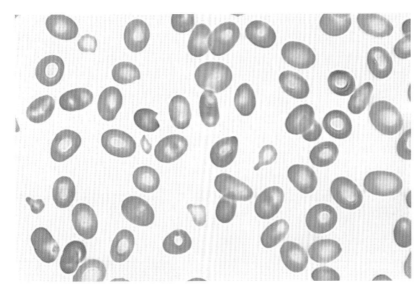

图 B1-67
难治性血细胞减少伴多系发育异常：
患者外周血涂片可见双相性红细胞
（×1 000）

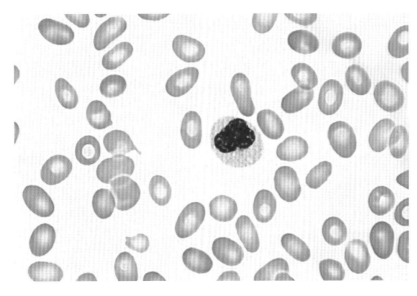

图 B1-68
难治性血细胞减少伴多系发育异常：
患者外周血涂片可见红细胞大小不
等和颗粒减少 Pelger 样中性粒细胞
（×1 000）

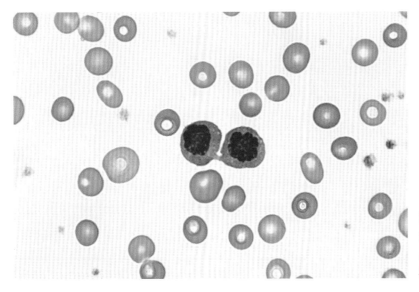

图 B1-69
难治性血细胞减少伴多系发育异常：
患者骨髓涂片可见两个幼红细胞胞间
桥（×1 000）

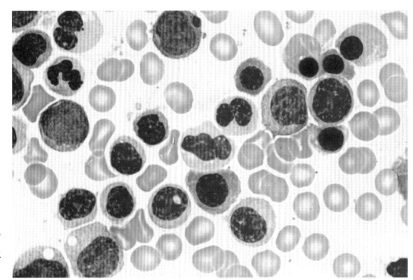

图 B1-70
难治性贫血伴原始细胞增多：患者骨髓涂片可见原始细胞、Pelger 样中性粒细胞和幼红细胞发育异常（×1 000）

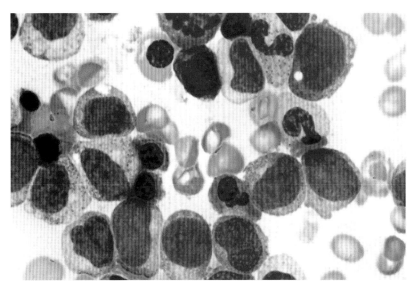

图 B1-71
难治性贫血伴原始细胞增多：患者骨髓涂片可见 Pelger 样中幼粒细胞和中性杆状核粒细胞，幼红细胞发育异常，伴核出芽（×1 000）

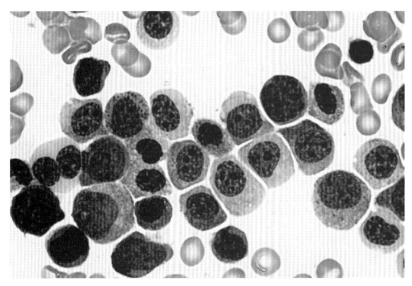

图 B1-72
难治性贫血伴原始细胞增多：患者骨髓涂片可见细胞明显增生，大量发育异常的粒系细胞（×1 000）

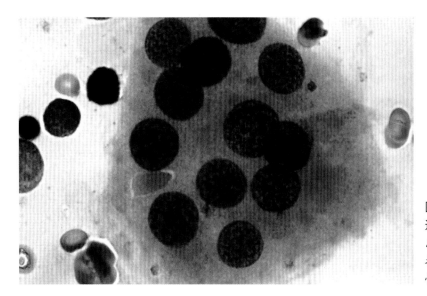

图 B1-73
造血异常：接受甲氨蝶呤抗代谢治疗患者骨髓涂片可见分叶过多巨核细胞。抗代谢药引起的发育异常变化与原发性 MDS 类似（×1 000）

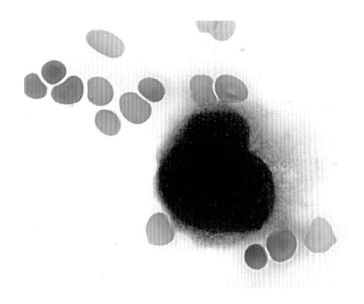

图 B1-74
造血异常：接受甲氨蝶呤抗代谢药治疗患者骨髓涂片可见分叶过少巨核细胞，提示甲氨蝶呤中毒（×1 000）

（6）MDS 伴单纯 del（5q）[①]：主要见于老年女性，中位年龄为 67 岁，主要影响幼红细胞和巨核细胞。患者常伴严重难治性贫血。红细胞发育不良，程度不一。血小板计数正常或增加，骨髓涂片出现分叶减少的巨核细胞，数量正常或增加。

白细胞轻度减少，外周血和骨髓涂片中原始细胞未增多。外周血原始细胞占比 < 1%，骨髓原始细胞占比 < 5%，无 Auer 小体。

MDS 伴单纯 del（5q）的细胞遗传学异常仅出现 del（5q），如有任何其他细胞遗传学异常，不能分类为本亚类。

见图 B1-75、图 B1-76。

1）细胞遗传学：唯一的细胞遗传学异常是 del（5q）部分缺失。如存在其他核型异常则应重

[①] 译者注：2016 年，《造血和淋巴组织肿瘤 WHO 分类》(第四版) 修订了 MDS 伴单纯 del（5q）的细胞遗传学内容，将该类型扩大到含一个额外的细胞遗传学异常（不包括单体 7/7q-）。

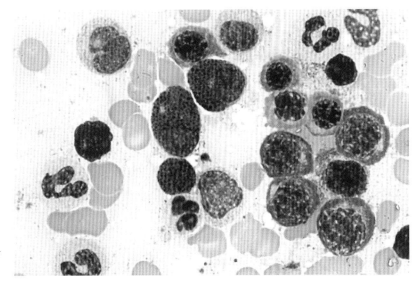

图 B1-75
MDS 伴单纯 del（5q）：患者骨髓涂片
可见幼红细胞发育异常（×1 000）

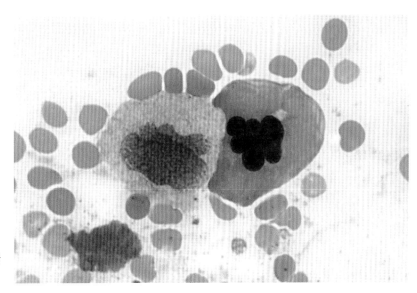

图 B1-76
MDS 伴单纯 del（5q）：患者骨髓涂片
可见多核幼红细胞（×1 000）

新分类。缺失的染色体大小和所累及的染色体断点可能不同；但区带 5q31 和 5q33 总是缺失的。据报道，少数 MDS 伴单纯 del（5q）病例存在 *JAK2 V617F* 基因突变。

2）免疫表型：无特异性免疫表型。

六、髓系细胞相关染色

1. 中性粒细胞碱性磷酸酶染色

中性粒细胞碱性磷酸酶（neutrophil alkaline phosphatase，NAP）存在于中性粒细胞胞质中，杆状核粒细胞含量略低。该酶存在于中性粒细胞特异性颗粒和胞质微管结构中。

感染、类白血病反应、妊娠晚期、真性红细胞增多症和某些骨髓纤维化患者的中性粒细胞碱性磷酸酶积分均可升高。中性粒细胞碱性磷酸酶活性可用于区分骨髓增殖性疾病和 CML（中性粒细胞碱性磷酸酶积分在 CML 中降低，而在其他骨髓增殖性疾病中升高）。

见图 B1-77。

2. 髓过氧化物酶染色

髓过氧化物酶（myeloperoxidase，MPO）是在粒系和单核系细胞嗜天青颗粒中的一种溶酶体酶。随着粒细胞发育和成熟，髓过氧化物酶呈阳性反应。WHO 将其分类为 AML 非特定类型（not otherwise specified，NOS）中 AML 伴未成熟型、AML 伴成熟型髓系白血病的细胞髓过氧化物酶染色阳性、AML 伴微分化型白血病的细胞髓过氧化物酶阴性。嗜酸性粒细胞、嗜碱性粒细胞、幼单核细胞和成熟单核细胞髓过氧化物酶均阳性，原始单核细胞、淋巴细胞和原始淋巴细胞髓过氧化物酶均阴性。髓系白血病细胞 Auer 小体的髓过氧化物酶也阳性。

髓过氧化物酶染色的主要价值是鉴别 AML（非特定类型）中原始粒细胞和前体 B 细胞、T 细胞肿瘤中原始淋巴细胞。未成熟细胞若髓过氧化物酶阳性则可认为是原始粒细胞，而髓过氧化物酶阴性的原始细胞可认为是其他类型的原始细胞。

见图 B1-78。

3. 苏丹黑 B 染色

苏丹黑 B（Sudan black B，SBB）可染色粒系、单核系细胞嗜天青颗粒的脂膜，与髓过氧化物酶反应几乎一致。同样，淋巴细胞和原始淋巴细胞苏丹黑 B 染色阴性。粒系苏丹黑 B 染色阳性强度随细胞成熟而增加。单核系苏丹黑 B 染色呈弥散性阳性，成熟单核细胞苏丹黑 B 染色呈散在且分布均匀的阳性。苏丹黑 B 染色可用于区分 AML 和急性淋巴细胞白血病（acute lymphoblastic leukaemia，ALL）。

见图 B1-79。

4. 酯酶染色

白细胞存在 9 种酯酶同工酶。特异性酯酶存在于粒细胞中，可通过与底物氯乙酸 AS-D 萘酚酯染色来显示，而非特异性酯酶存在于单核细胞、淋巴细胞、巨核细胞、血小板中，可由底物 α-乙酸萘酚酯来显示。

成熟粒细胞、未成熟粒细胞的氯乙酸 AS-D 萘酚酯酶染色均阳性，常与髓过氧化物酶、苏丹黑 B 染色一致。淋巴细胞和单核细胞几乎没有该酶活性。

淋巴细胞和单核细胞的 α-乙酸萘酚酯酶染色均阳性。α-乙酸萘酚酯酶染色常同时添加或不添加氟化钠（sodium fluoride，NaF），因为单核细胞酯酶对氟化钠敏感，添加氟化钠后呈阴性，而淋巴细胞酯酶抵抗氟化钠，添加氟化钠后仍呈阳性。

正常淋巴细胞的酯酶染色阳性率各异：B 细胞阴性，T 细胞呈斑点状核周阳性，无标志的淋巴细胞呈散在颗粒阳性。除毛细胞白血病中 B 细胞呈新月形阳性外，其他病理状态均可出现这些模式。

氯乙酸 AS-D 萘酚酯酶和 α-乙酸萘酚酯酶染色常组合运用，称为双酯酶染色或复合酯酶染色，该染色已广泛使用。染色后可见两种类型酯酶，此法简化了对白血病细胞的细胞化学染色过程。

见图 B1-80 ～图 B1-82。

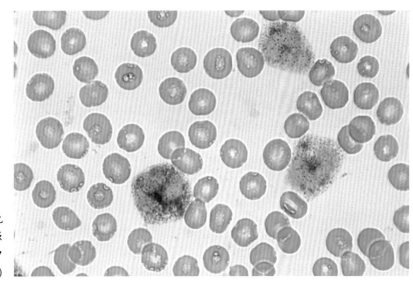

图 B1-77
中性粒细胞碱性磷酸酶染色：妊娠晚期患者外周血涂片可见中性粒细胞强阳性。次级颗粒可被染成黑蓝色，中性粒细胞碱性磷酸酶积分高（×1 000）

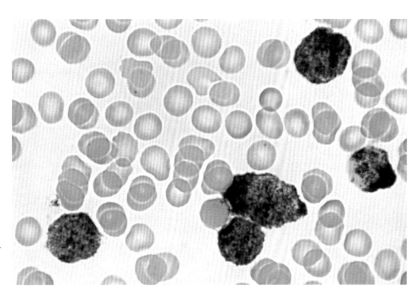

图 B1-78
髓过氧化物酶染色：早幼粒细胞白血病患者骨髓涂片可见异常早幼粒细胞，初级颗粒可被染成墨绿色（×1 000）

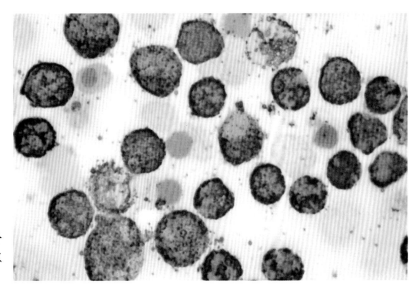

图 B1-79
苏丹黑 B 染色：AML 伴成熟型患者骨髓涂片可见原始细胞，初级颗粒染成黑色（×1 000）

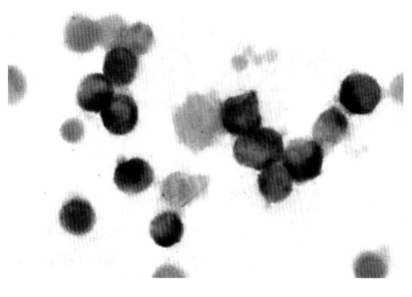

图 B1-80
双酯酶染色：急性粒单核细胞白血病患者骨髓涂片可见两群细胞，原始粒细胞含氯乙酸 AS-D 萘酚酯酶染色阳性的黑蓝色颗粒，原始单核细胞含 α-乙酸萘酚酯酶染色阳性的红褐色颗粒（×1 000）

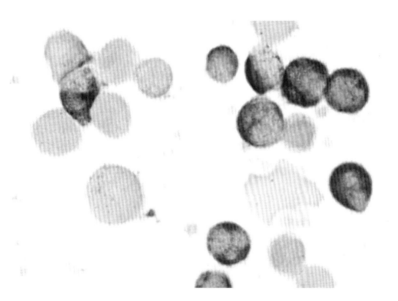

图 B1-81
双酯酶染色：图 B1-80 患者骨髓涂片氟化钠抑制试验，单核细胞酯酶对氟化钠敏感，氟化钠存在时不着色（×1 000）

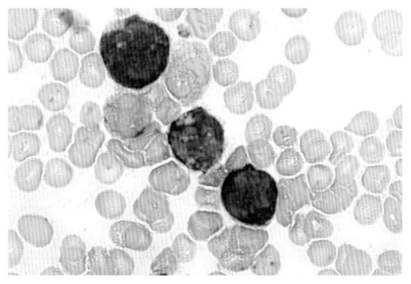

图 B1-82
双酯酶染色：急性单核细胞白血病患者骨髓涂片可见原始单核细胞，染色阳性（×1 000）

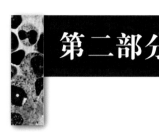

第二部分　单核细胞和巨噬细胞

一、单核细胞成熟

单核细胞由骨髓产生，先迁移到外周血中，然后迁移到网状内皮系统。单核细胞可分化为巨噬细胞或组织细胞，随后迁移到组织中发挥吞噬作用。其在组织中通过胞吞和吞噬过程清除微生物和体内衰老细胞。

单核细胞成熟分为 3 个阶段：原始单核细胞、幼单核细胞和成熟单核细胞。

1. 原始单核细胞

原始单核细胞直径为 14 ～ 18 μm；胞核圆形或卵圆形，约占细胞的 80%，1 ～ 2 个核仁；胞质嗜碱性，无颗粒。

见图 B2-1。

2. 幼单核细胞

幼单核细胞直径为 14 ～ 18 μm；胞核不规则，常含核仁；胞质灰蓝色，含少量细小嗜天青颗粒。

见图 B2-2、B2-3。

3. 成熟单核细胞

成熟单核细胞直径为 12 ～ 18 μm；胞核折叠或分叶，分两叶或多叶；胞质灰蓝色，伴许多细小嗜天青颗粒。成熟单核细胞胞质常含空泡。

单核 / 巨噬细胞系统疾病包括血液和骨髓中单核细胞增生及先天性、获得性巨噬细胞疾病。单核细胞增生性疾病常伴粒系细胞受累的白血病症状，如 MDS、幼年型粒单细胞白血病和粒单细胞白血病。少量慢性单核细胞白血病也有报道。

见图 B2-3 ～图 B2-5。

二、单核细胞和巨噬细胞疾病

1. 戈谢病

戈谢病是脂质沉积病，特征是巨噬细胞出现于整个骨髓和网状内皮系统。这些巨噬细胞称为戈谢细胞，直径为 20 ～ 100 μm，胞质呈洋葱皮样条纹，由储存在胞质中的葡萄糖脑苷脂蓄积所致。戈谢病的发病机制是 β- 葡糖苷酶严重减少，该酶可水解正常组织包括外周白细胞内的葡萄糖。

戈谢病是隐性遗传病，见于所有人种，但犹太人发病率较高。主要特点是脾大，肝大相对少见，贫血和血小板减少常见，因此常需要做脾切除术。

实验室诊断依赖于骨髓涂片中的戈谢细胞及白细胞溶酶体内的 β- 葡糖苷酶活性缺失。

见图 B2-6。

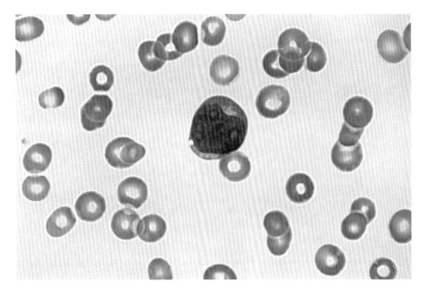

图 B2-1

患者外周血涂片可见原始单核细胞
（×1 000）

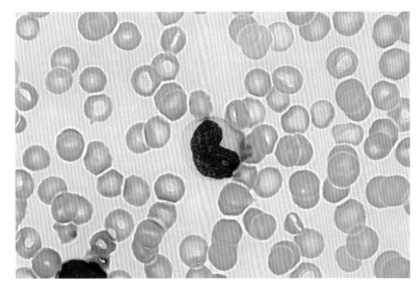

图 B2-2

患者外周血涂片可见幼单核细胞
（×1 000）

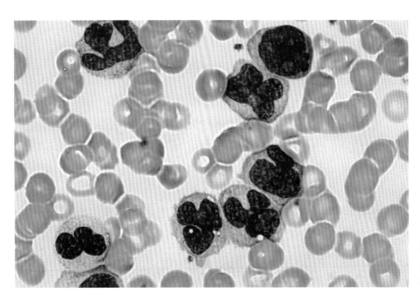

图 B2-3

患者外周血涂片可见原始单核细胞、
幼单核细胞和单核细胞（×1 000）

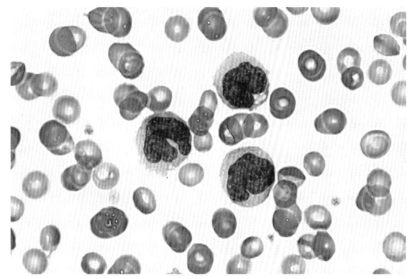

图 B2-4
患者外周血涂片可见单核细胞，核呈折叠、分叶状（×1 000）

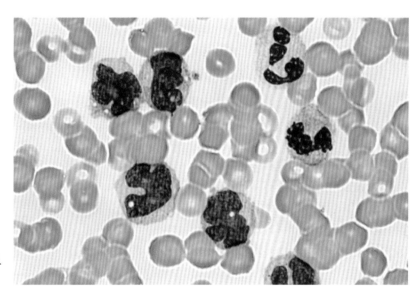

图 B2-5
患者外周血涂片可见单核细胞和中性粒细胞（×1 000）

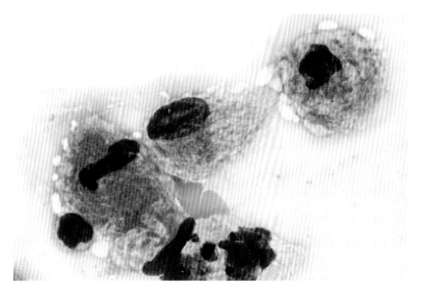

图 B2-6
戈谢病：患者骨髓涂片可见戈谢细胞，胞质有条纹，类似洋葱皮（×1 000）

2. 尼曼－皮克病

尼曼－皮克病的特点是缺乏鞘磷脂酶，导致鞘磷脂、胆固醇和其他细胞膜脂质在网状内皮系统的泡沫细胞中积累。

泡沫细胞直径为 20 ～ 100 μm，因胞质充满小脂滴而称为泡沫细胞。骨髓涂片中出现这些细胞是疾病诊断的最简单方法。

尼曼－皮克病骨髓涂片也可见海蓝组织细胞。这些组织细胞胞质内充满蜡样大颗粒，罗氏染色呈蓝绿色。

尼曼－皮克病是隐性遗传病，犹太人发病率较高。

部分患者可出现贫血，但大多数病例血红蛋白正常。血涂片检查时大部分淋巴细胞胞质可出现空泡，这些空泡是充满脂质的溶酶体。

见图 B2-7 ～图 B2-9。

3. 反应性噬血细胞综合征

反应性噬血细胞综合征患者的网状内皮系统内巨噬细胞、组织细胞增生。该病可能与系统性病毒感染有关，如 EB 病毒（EB virus，EBV）、巨细胞病毒（cytomegalovirus，CMV）、单纯疱疹病毒或水痘病毒的感染。有时，该病可能与细菌、真菌或原生动物感染有关，也可见于恶性组织细胞增生症。

反应性噬血细胞综合征临床症状包括发热、嗜睡和肌痛。儿童常伴有脾大或肝脾大。

患者可出现严重贫血、白细胞减少和血小板减少。骨髓涂片可见巨噬细胞增多，大多数巨噬细胞可吞噬红细胞、白细胞和血小板。佩吉特病（Paget's disease）和成骨反应性肿瘤的患者骨髓中可见成骨细胞与破骨细胞增多。

见图 B2-10 ～图 B2-15。

4. 朗格汉斯细胞组织细胞增生症

朗格汉斯细胞组织细胞增生症（Langerhans cell histiocytosis，LCH）（又称组织细胞增生症 X）常见于 4 岁以下儿童，但也可见于 20 岁及以下患者。该病根据播散程度进行分类，可呈局限性，浸润皮肤、头骨、肋骨和长骨；也可呈播散性，累及淋巴结、肝脏、脾脏和骨髓。播散性朗格汉斯细胞组织细胞增生症的骨髓涂片可见含大量脂质的巨噬细胞和嗜酸性肉芽肿。局限性朗格汉斯细胞组织细胞增生症浸润骨骼时常伴外周血嗜酸性粒细胞增多。结节病可见以类上皮样细胞组成的肉芽肿。

见图 B2-16 ～图 B2-19。

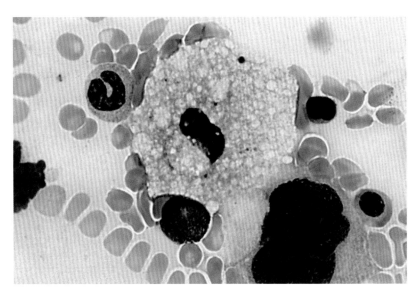

图 B2-7

尼曼－皮克病：患者骨髓涂片可见泡沫状巨噬细胞，胞质充满脂滴（×1 000）

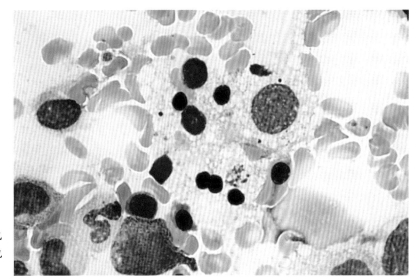

图 B2-8

尼曼 – 皮克病：患者骨髓涂片可见泡沫状巨噬细胞，吞噬数个淋巴细胞（×1 000）

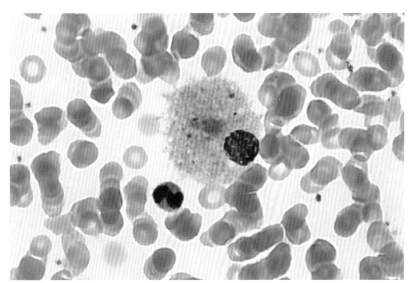

图 B2-9

尼曼 – 皮克病：患者骨髓涂片可见海蓝组织细胞，胞质充满蜡样蓝色大颗粒（×1 000）

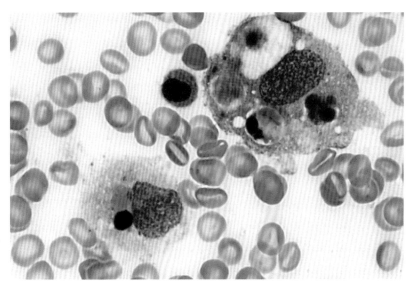

图 B2-10

反应性噬血细胞综合征：6 岁患儿骨髓涂片可见巨噬细胞，巨噬细胞可吞噬红细胞和白细胞（×1 000）

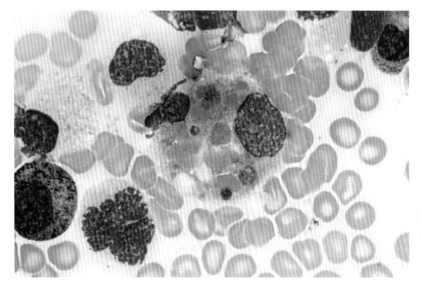

图 B2-11

反应性噬血细胞综合征：图 B2-10 患者骨髓涂片可见巨噬细胞，巨噬细胞可吞噬红细胞（×1 000）

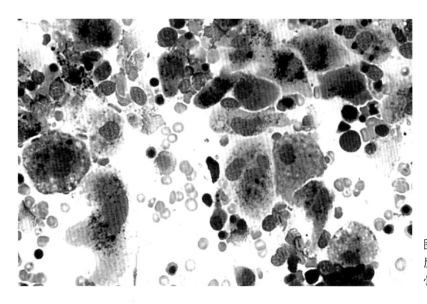

图 B2-12

反应性噬血细胞综合征：18 个月患儿骨髓巨噬细胞浸润（×1 000）

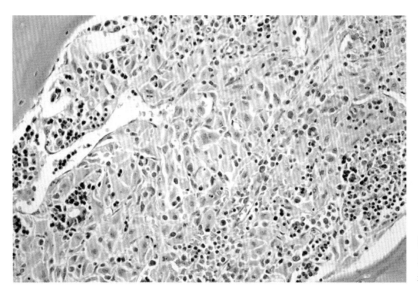

图 B2-13

反应性噬血细胞综合征：图 B2-12 患者骨髓活检（×200）

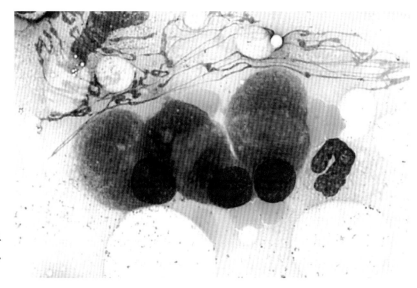

图 B2-14

成骨细胞：患者骨髓涂片可见大的巨噬细胞，直径约 30 μm，胞核偏位，胞质浅蓝色（×1 000）

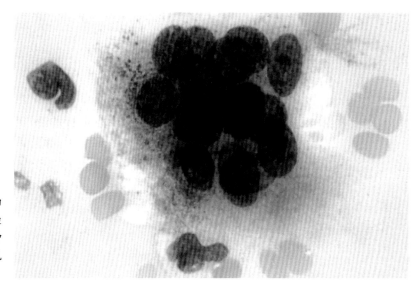

图 B2-15

破骨细胞：患者骨髓涂片可见巨噬细胞，直径约 100 μm，含多个胞核，染色质细致，有核仁；胞质嗜碱性。肿瘤患者和佩吉特病成人骨髓涂片可见成骨细胞和破骨细胞（×1 000）

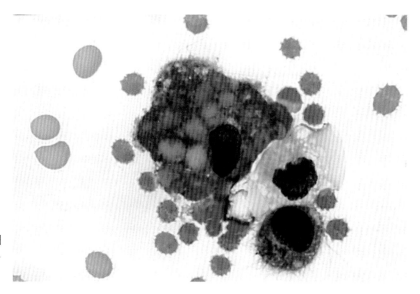

图 B2-16

朗格汉斯细胞组织细胞增生症（组织细胞增生症 X）：3 岁患儿腮腺细针穿刺活检可见组织细胞吞噬红细胞（×1 000）

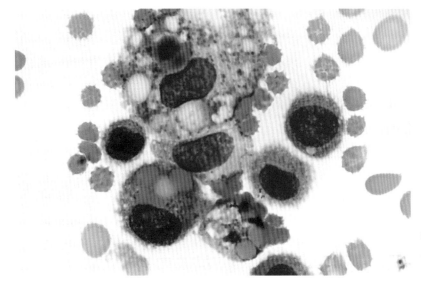

图 B2-17

朗格汉斯细胞组织细胞增生症（组织细胞增生症 X）：3 岁患儿腮腺细针穿刺活检可见组织细胞吞噬红细胞、白细胞和血小板（×1 000）

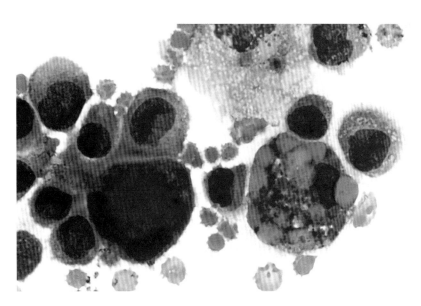

图 B2-18

朗格汉斯细胞组织细胞增生症（组织细胞增生症 X）：3 岁患儿腮腺细针穿刺活检可见红细胞吞噬现象（×1 000）

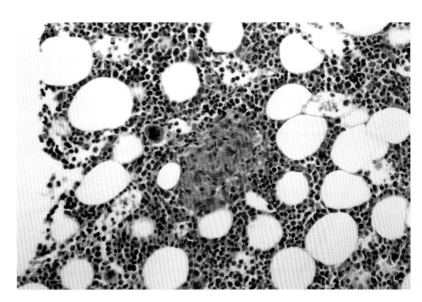

图 B2-19

结节病患儿病理活检可见大肉芽肿（H-E 染色，×400）

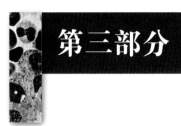

第三部分 血小板

一、巨核细胞成熟

巨核细胞是在骨髓中通过核内有丝分裂的方式发育成熟的。胞核以二倍数方式复制，胞质不分裂，胞体增大。随着巨核细胞的成熟，胞质嗜碱性减弱，获得嗜天青颗粒。最后，巨核细胞胞质碎裂产生血小板。每个巨核细胞约产生 4 000 个血小板，直径为 1 ～ 2 μm。

巨核细胞成熟分为 3 个阶段：原始巨核细胞、幼巨核细胞和巨核细胞。

1. 原始巨核细胞

原始巨核细胞是直径为 20 ～ 30 μm 的大细胞；单个核，呈卵圆形或肾形，有数个核仁；胞质嗜碱性，无颗粒。

见图 B3-1。

2. 幼巨核细胞

幼巨核细胞较原始巨核细胞大；2 ～ 4 个胞核，数个核仁；胞质嗜碱性，含细小的嗜天青颗粒。

见图 B3-2。

3. 巨核细胞

巨核细胞巨大，直径 30 ～ 90 μm；8 个、16 个或 32 个胞核；胞质嗜碱性减弱，含弥散的嗜天青颗粒。

见图 B3-3 ～图 B3-5。

另外，本书还有其他一些巨核细胞及血小板的形态改变。

见图 B3-6 ～ B3-12。

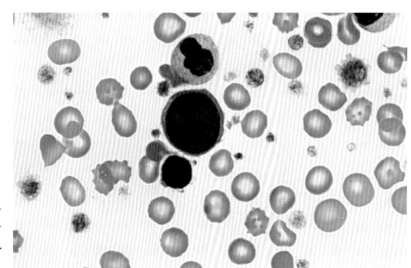

图 B3-1

原始巨核细胞：一例 *BCR-ABL1* 融合基因阳性慢性髓细胞白血病的脾切除术后患者血涂片，可见原始巨核细胞（×1 000）

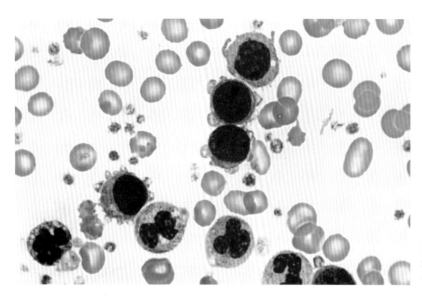

图 B3-2
幼巨核细胞：图 B3-1 患者外周血涂片
可见幼巨核细胞（×1 000）

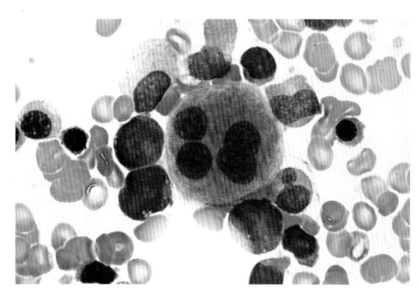

图 B3-3
巨核细胞：患者骨髓涂片可见成熟巨核
细胞（×1 000）

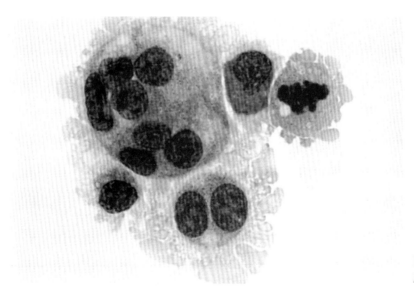

图 B3-4
脐带血培养的巨核细胞（×1 000）

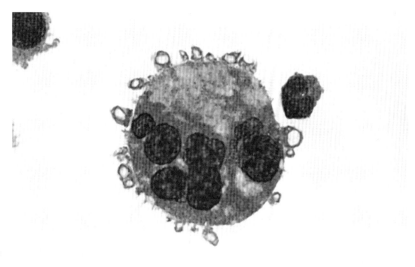

图 B3-5
脐带血培养的巨核细胞，成熟胞质中产生血小板活跃（×1 000）

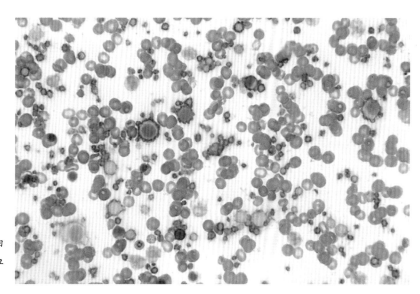

图 B3-6
图 B3-1 患者外周血涂片显示幼巨核细胞和血小板，与 CD61 抗体反应（血小板糖蛋白Ⅲa）（×400）

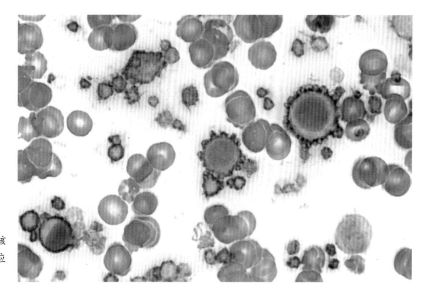

图 B3-7
图 B3-1 患者外周血涂片显示幼巨核细胞和血小板，与 CD61 抗体反应（×1 000）

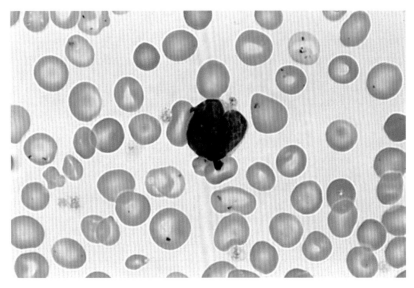

图 B3-8
裸核巨核细胞： 常见于 *BCR-ABL1* 融合基因阳性 CML 和其他骨髓增殖性肿瘤患者外周血涂片（×1 000）

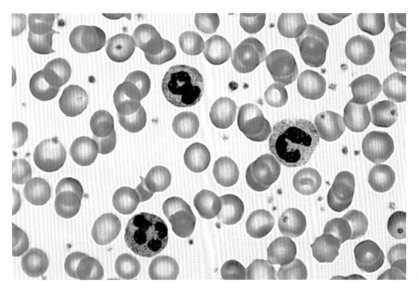

图 B3-9
血小板增多： 风湿性关节炎患儿外周血涂片可见反应性血小板增多（×1 000）

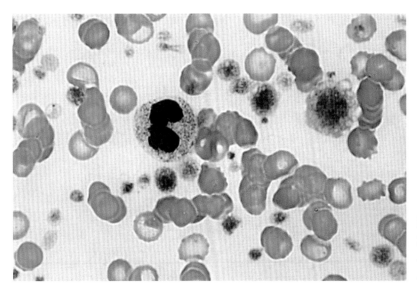

图 B3-10
大血小板： 原发性骨髓纤维化脾切除术后患者外周血涂片可见大血小板及巨大血小板（×1 000）

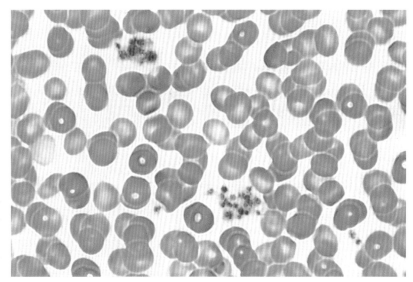

图 B3-11

血小板聚集：乙二胺四乙酸抗凝标本中血小板聚集，常因采集困难或少见的抗血小板抗乙二胺四乙酸抗体所致。血小板聚集会导致血小板计数假性减少（×1 000）

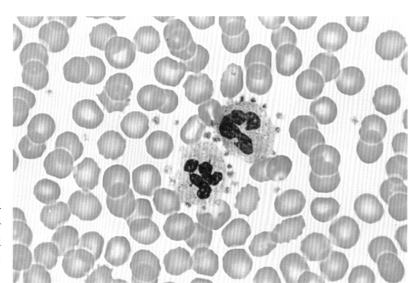

图 B3-12

血小板卫星现象：血小板黏附于中性粒细胞是一种罕见现象，见于乙二胺四乙酸抗凝血液中，导致血小板计数假性减少。其病理机制和意义不明（×1 000）

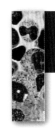

第四部分　淋巴细胞

一、淋巴细胞成熟

淋巴细胞主要在体内淋巴样组织，即淋巴结、脾脏和骨髓内淋巴滤泡中发育成熟。淋巴细胞成熟分为 3 个阶段：原始淋巴细胞、幼淋巴细胞和淋巴细胞（小淋巴细胞和大淋巴细胞）。成熟途径有两种：一是通过胸腺产生 T 细胞（CD4、CD8 细胞）；二是通过淋巴结产生 B 细胞。

1. 原始淋巴细胞

胞体直径为 10～20 μm；胞核呈圆形，约占细胞的 80%；染色质细致，1～2 个核仁；胞质嗜碱性，无颗粒。

见图 B4-1。

2. 幼淋巴细胞

胞体直径为 10～18 μm；胞核呈圆形，与原始淋巴细胞相比幼淋巴细胞染色质更致密、胞质略丰富；核内有 1 个明显核仁。

见图 B4-2。

3. 小淋巴细胞

胞体直径为 9～12 μm；胞核呈圆形，染色质浓聚；胞质少，呈天蓝色，无颗粒，可以是 T 细胞或 B 细胞，两者只能通过免疫表型区别。

见图 B4-3。

4. 大淋巴细胞

胞体直径为 12～16 μm；胞核呈圆形，染色质浓聚；胞质丰富，呈天蓝色，常含数个细小的嗜天青颗粒。大颗粒淋巴细胞常为 CD8$^+$ T 细胞。

见图 B4-4。

二、反应性淋巴细胞增多症

反应性淋巴细胞增多症见于各种病毒感染性疾病，如传染性单核细胞增多症、巨细胞病毒感染、水痘病毒感染和病毒性肝炎，也可见于百日咳鲍特菌等的感染和非特异性急性传染性淋巴细胞增多症。这些反应性变化必须与淋巴细胞白血病或其他淋巴增殖性肿瘤明确区分。

1. 传染性单核细胞增多症

传染性单核细胞增多症（infectious mononucleosis，IM）由 EB 病毒感染引起，见于青少年和年轻人。临床表现包括乏力、发热、咽炎、淋巴结肿大和肝脾大。血涂片显示病毒感染的 B 细胞增殖，伴约 20% 或更多的反应性淋巴细胞，此为活化 T 细胞。反应性淋巴细胞胞核呈圆形或不规则形，胞质丰富，胞质边缘深染等。血小板减少是 EB 病毒感染的一个常见特征。传染性单核

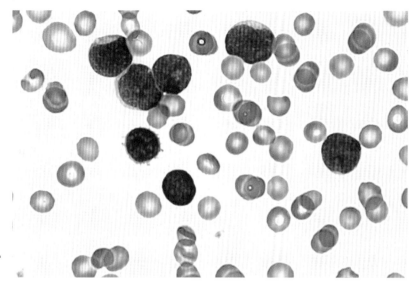

图 B4-1
患者外周血涂片可见原始淋巴细胞
（×1 000）

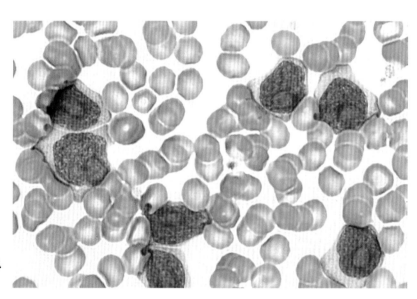

图 B4-2
患者外周血涂片可见幼淋巴细胞
（×1 000）

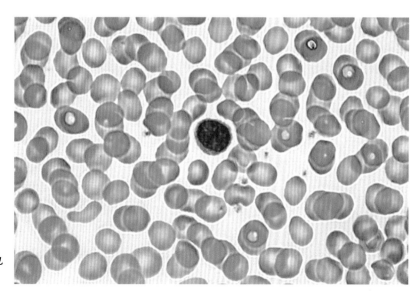

图 B4-3
患者外周血涂片可见小淋巴细胞
（×1 000）

细胞增多症嗜异型抗体阳性，可以此与其他病毒感染引起的淋巴细胞增生性疾病相鉴别，后者嗜异型抗体阴性。

某些患者由于 B 细胞产生针对红细胞上"I"抗原的抗体，从而出现溶血性贫血。此时，血涂片上可见一定程度的红细胞自身凝集（详见第三章第三部分）。

见图 B4-5 ～图 B4-7。

2. 巨细胞病毒感染

巨细胞病毒感染常见于 20 ～ 50 岁患者。病毒感染中性粒细胞后进一步感染巨噬细胞，引起 T 细胞反应，从而导致淋巴细胞增生，外周血涂片可见循环的反应性 T 细胞。巨细胞病毒感染的临床特征与传染性单核细胞增多症相似，但有两个例外：巨细胞病毒感染患者罕见咽炎或淋巴结肿大。

巨细胞病毒感染引起的反应性 T 细胞形态上无法与 EB 病毒感染引起的反应性 T 细胞区别，两者主要区别是巨细胞病毒感染时嗜异型抗体阴性。

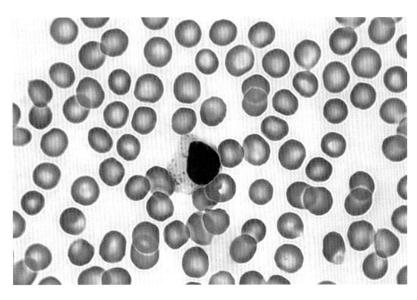

图 B4-4

患者外周血涂片可见大淋巴细胞（×1 000）

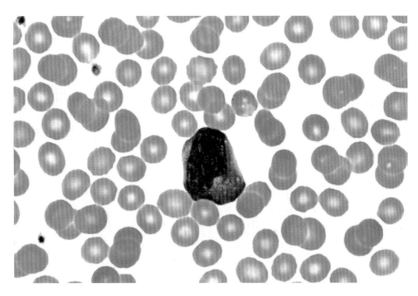

图 B4-5

传染性单核细胞增多症：患者外周血涂片可见反应性淋巴细胞，胞核不规则，胞质嗜碱性，边缘呈裙边样（×1 000）

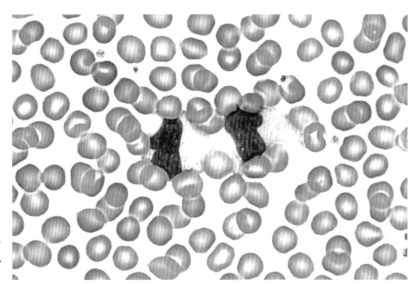

图 B4-6
传染性单核细胞增多症：患者外周血涂片可见反应性淋巴细胞，胞质嗜碱性，边缘呈裙边样（×1 000）

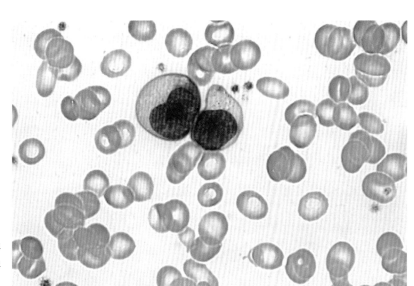

图 B4-7
传染性单核细胞增多症：溶血性贫血伴传染性单核细胞增多症患者外周血涂片可见红细胞自身凝集（×1 000）

血小板减少是巨细胞病毒感染常见的特征。

见图 B4-8。

3. 水痘病毒感染

水痘病毒感染常见于儿童，也可见于成人。与 EB 病毒、巨细胞病毒感染类似，其典型特征是血小板减少，外周血涂片出现反应性 T 细胞。

见图 B4-9。

4. 病毒性肝炎

甲型肝炎病毒和乙型肝炎病毒都能产生单核细胞增多症样综合征，其特征是血涂片上可见反应性淋巴细胞。

见图 B4-10。

5. 其他一些非特异性病毒感染

见图 B4-11。

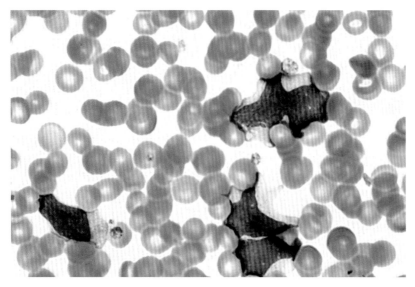

图 B4-8
巨细胞病毒感染： 患者外周血涂片可见反应性 T 细胞，形态与 EB 病毒感染 T 细胞相似，胞核不规则，胞质嗜碱性，边缘深染（×1 000）

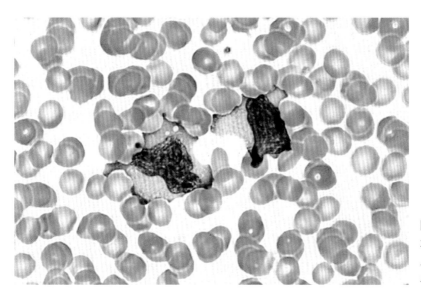

图 B4-9
水痘病毒感染： 患者外周血涂片可见反应性 T 细胞，胞核不规则，胞质嗜碱性，边缘呈裙边样（×1 000）

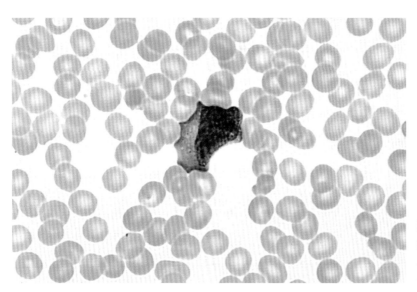

图 B4-10
病毒性肝炎： 患者外周血涂片可见与其他病毒感染相似的反应性淋巴细胞（×1 000）

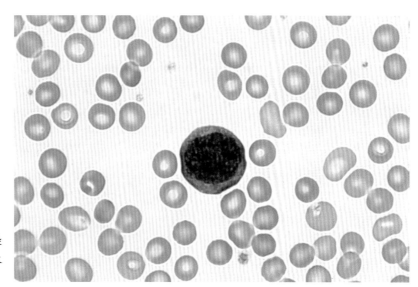

图 B4-11

Türk 细胞：登革热、非特异性病毒感染患者外周血涂片可见典型细胞，胞核大而圆，偏位；胞质强嗜碱性（×1 000）

三、淋巴增殖性肿瘤：WHO 分类

WHO 根据肿瘤细胞形态、免疫表型和细胞遗传学对淋巴增殖性肿瘤进行分类。本书未对 WHO 分类进行全面描述，而主要描述外周血和骨髓均可出现的肿瘤细胞，也有对细胞遗传学和免疫表型结果的描述。

前体淋系肿瘤分为：①原始 B 淋巴细胞白血病 / 淋巴瘤（非特定类型）；②原始 T 淋巴细胞白血病 / 淋巴瘤（非特定类型）。

成熟淋系肿瘤分为：①成熟 B 细胞肿瘤；②成熟 T 细胞和自然杀伤细胞（natural killer cell，NK 细胞）肿瘤。

1. 前体淋系肿瘤

（1）原始 B 淋巴细胞白血病 / 淋巴瘤（非特定类型）：是原始 B 淋巴细胞的一种疾病。原始 B 淋巴细胞白血病主要见于幼儿，约 75% 病例的发病年龄小于 6 岁，而原始 B 淋巴细胞淋巴瘤中位发病年龄为 20 岁。原始 B 淋巴细胞可以核质比高、染色质细致且浓集、核仁模糊、胞质稀少且嗜碱性，也可以细胞大小各异、染色质从细致散在到浓缩聚集，胞核有裂隙、凹陷和折叠的特征，形态常不规则；核仁几乎总可见，大小和数量各异；胞质量各异，常丰富。若累及骨髓和外周血则为原始 B 淋巴细胞白血病；若累及淋巴结或结外则为原始 B 淋巴细胞淋巴瘤。这两个名称的区分是人为的。

见图 B4-12 ～图 B4-15。

细胞遗传学：原始 B 淋巴细胞白血病 / 淋巴瘤常根据特定细胞遗传学异常分类（见下文）。其他变化包括 del（6q）、del（9p）、del（12p）染色体改变和 runt 相关转录因子 1（runt-related transcription factor 1，*RUNX1*）基因扩增（常用荧光原位杂交分析技术检测）。

（2）原始 B 淋巴细胞白血病 / 淋巴瘤伴重现性遗传学异常

1）原始 B 淋巴细胞白血病 / 淋巴瘤伴 t（9；22）（q34；q11.2）；*BCR-ABL1* 基因：细胞遗传学与 CML t（9；22）相同，但表达的融合蛋白不同，CML t（9；22）常产生 p210，而 ALL t（9；22）常产生 p190，也可见其他细胞遗传学异常。

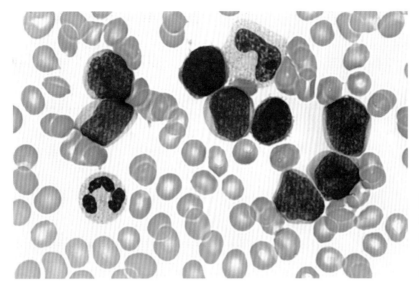

图 B4-12
原始 B 淋巴细胞白血病/淋巴瘤：患者外周血涂片可见原始细胞，核质比高，染色质由细致至浓缩均可见，核仁模糊（×1 000）

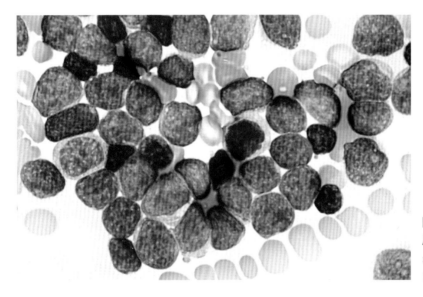

图 B4-13
原始 B 淋巴细胞白血病/淋巴瘤：患者骨髓原始淋巴细胞均一性浸润（×1 000）

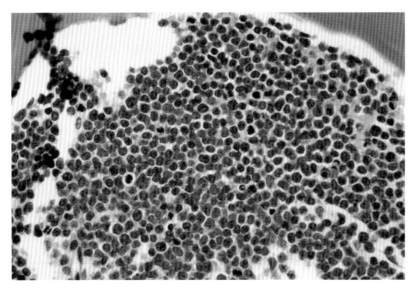

图 B4-14
原始 B 淋巴细胞白血病/淋巴瘤：患者骨髓活检显示原始淋巴细胞充满骨髓（H-E 染色，×400）

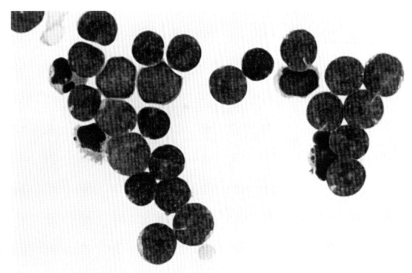

图 B4-15
原始 B 淋巴细胞白血病 / 淋巴瘤：中枢神经系统复发患者显示原始淋巴细胞大量浸润（×1 000）

2）原始 B 淋巴细胞白血病 / 淋巴瘤伴 t（v；11q23）；*MLL* 基因：*MLL* 基因位点和各种易位伙伴基因重排。最常见的是 t（4；11）（q21；q23），其他的包括 t（11；19）（q23；p13）和 t（6；11）（q27；q23）。

3）原始 B 淋巴细胞白血病 / 淋巴瘤伴 t（12；21）（p13；q22）；*ETV6-RUNX1* 基因：易位导致 *ETV6*（12p13）基因和 *RUNX1*（21q22）基因融合。细胞遗传学常不能检出该染色体易位，需用荧光原位杂交检测。

4）原始 B 淋巴细胞白血病 / 淋巴瘤伴超二倍体：染色体数量常为 50 ～ 65 条。通常，增加的染色体最常见的是 4 号、6 号、10 号、14 号、17 号、18 号、21 号染色体和 X 染色体。增加的染色体常为三倍体，但可见 21 号染色体和 X 染色体多个拷贝，也可见染色体结构异常。

5）原始 B 淋巴细胞白血病 / 淋巴瘤伴亚二倍体：染色体数量可从 23 条（近单倍体）增加到 45 条。

6）原始 B 淋巴细胞白血病 / 淋巴瘤伴 t（5；14）（q31；q32）；*IL3-IGH* 基因：易位可引起 *IL3* 基因过度表达。

7）原始 B 淋巴细胞白血病 / 淋巴瘤伴 t（1；19）（q23；p13.3）；*E2A-PBX1* 基因：常见 der（19）t（1；19）不平衡易位。

8）免疫表型

A. 早前 B-ALL：TdT^+、$HLA-DR^+$、SIg^-、$cyt-\mu^-$、$CD10^-$、$CD19^+$、$CD22^+$、$CD34^+$。

B. 普通 B-ALL：TdT^+、$HLA-DR^+$、SIg^-、$cyt-\mu^-$、$CD10^+$、$CD19^+$、$CD22^-$、$CD34^+$。

C. 前体 B-ALL：TdT^+、$HLA-DR^+$、SIg^-、$cyt-\mu^+$、$CD10^+$、$CD19^+$、$CD22^+$、$CD34^-$。

D. B 细胞 ALL：TdT^-、$HLA-DR^+$、SIg^+、$CD10^-$、$CD19^+$、$CD20^+$、$CD22^+$、$CD34^-$。

（3）原始 T 淋巴细胞白血病 / 淋巴瘤（非特定类型）：是一种前体 T 淋巴细胞疾病。原始 T 淋巴细胞白血病常见于青少年，其次见于儿童，也可见于任何年龄组成人。原始 T 淋巴细胞白血病 / 淋巴瘤（非特定类型）的原始淋巴细胞由小到中等均可见，核质比高，染色质中度致密，核仁模糊；胞核常折叠，有裂隙；胞质少且嗜碱性。当累及骨髓和外周血时，使用"原始 T 淋巴细胞白血病"名称；当累及淋巴结或结外时，使用"原始 T 淋巴细胞淋巴瘤"名称。两个名称的区分是人为的。

见图 B4-16 ～图 B4-18。

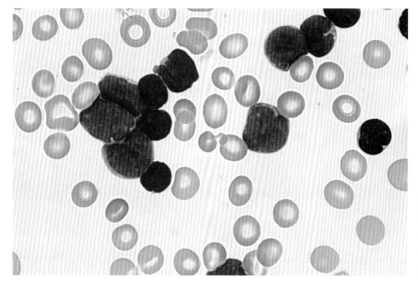

图 B4-16

原始 T 淋巴细胞白血病 / 淋巴瘤：患者外周血涂片可见原始细胞，核质比高，染色质由细致至聚集均可见，胞核有裂隙，核仁模糊（×1 000）

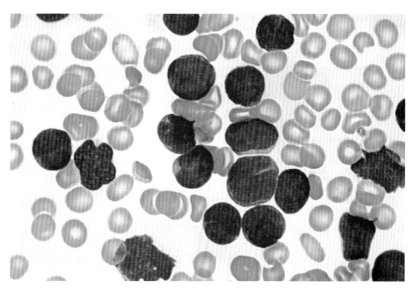

图 B4-17

原始 T 淋巴细胞白血病 / 淋巴瘤：患者外周血涂片可见有裂隙的原始淋巴细胞（×1 000）

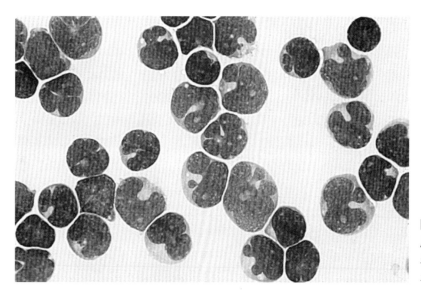

图 B4-18

原始 T 淋巴细胞白血病 / 淋巴瘤：中枢神经系统复发患者血涂片可见大量有裂隙的原始淋巴细胞（×1 000）

1）细胞遗传学：50% ～ 70% 病例出现异常核型，常累及 T 细胞受体（T-cell receptor，TCR）位点 [14q11.2 的 α（TRA）和 δ（TRD）、7q34 的 β（TRB）和 7p14 的 γ（TRG）] 和各种伙伴基因。染色体易位包括 t（1；7）（p33；q34）、t（7；9）（q34；q34）、t（7；10）（q34；q24）、t（7；11）（q34；p13）、t（8；14）（q24；q11）、t（10；14）（q24；q11）和 t（11；14）（p13；q11）。

2）细胞化学 / 免疫表型

A. 外周血涂片和骨髓涂片中原始 T 淋巴细胞的酸性磷酸酶呈局灶性阳性。

B. TdT$^+$、HLA-DR$^-$、CD1a$^+$、CD2$^+$、CD3$^+$、CD4$^{+/-}$、CD5$^+$、CD7$^+$、CD8$^{+/-}$。

2. 成熟 B 细胞肿瘤[①]

成熟 B 细胞肿瘤是淋巴结、脾脏、扁桃体、胸腺、骨髓和皮肤淋巴细胞的恶性增殖。

（1）霍奇金淋巴瘤（Hodgkin lymphoma，HL）：年龄分布呈双峰形，20 岁达高峰，45 岁又逐渐增多。霍奇金淋巴瘤特征包括淋巴结肿大、全身症状和 ESR 升高。除红细胞缗钱状排列外，大多数患者血细胞计数正常，偶见嗜酸性粒细胞增多。

霍奇金淋巴瘤特征细胞是里－施细胞（Reed-Sternberg cell）。它是一种双核细胞，大多数是 B 细胞系，虽常见于淋巴结，但在一小部分新诊断患者的骨髓中也可见。

根据里－施细胞数量、淋巴细胞数量和纤维化程度将霍奇金淋巴瘤分为两类。第一类是结节性淋巴细胞为主型霍奇金淋巴瘤（nodular lymphocyte predominant Hodgkin lymphoma，NLPHL）；第二类为经典型霍奇金淋巴瘤（classical Hodgkin lymphoma，CHL）。又根据受累部位、临床特征、生长方式、纤维化程度、背景细胞组成和里－施细胞数将经典型霍奇金淋巴瘤分为 4 个亚类。不同亚类之间 EB 病毒感染率不同。

见图 B4-19 ～图 B4-21。

经典型霍奇金淋巴瘤亚类：①结节硬化性经典型霍奇金淋巴瘤（nodular sclerosis classical Hodgkin lymphoma，NSCHL）；②混合细胞性经典型霍奇金淋巴瘤（mixed cellularity classical Hodgkin lymphoma，MCCHL）；③富含淋巴细胞性经典型霍奇金淋巴瘤（lymphocyte-rich classical Hodgkin lymphoma，LRCHL）；④淋巴细胞消减型经典型霍奇金淋巴瘤（lymphocyte-depleted classical Hodgkin lymphoma，LDCHL）。

1）细胞遗传学：见大量染色体异常，但均无疾病特异性。

2）免疫表型

A. 结节性淋巴细胞为主型霍奇金淋巴瘤：CD15$^-$、CD20$^+$、CD30$^-$、CD45$^+$、CD79a$^+$、CD75$^+$。无 EB 病毒感染。

B. 经典型霍奇金淋巴瘤

a. 结节硬化性经典型霍奇金淋巴瘤：CD15$^{+/-}$、CD20$^{-/+}$、CD30$^+$、CD45$^-$、CD79a$^{-/+}$、CD75$^-$。10% ～ 40% 患者有 EB 病毒感染。

b. 混合细胞性经典型霍奇金淋巴瘤：CD15$^{+/-}$、CD20$^{-/+}$、CD30$^+$、CD45$^-$、CD79a$^{-/+}$、CD75$^-$。75% 患者有 EB 病毒感染。

c. 富含淋巴细胞性经典型霍奇金淋巴瘤：CD15$^{+/-}$、CD20$^{-/+}$、CD30$^+$、CD45$^-$、CD79a$^{-/+}$、CD75$^-$。

d. 淋巴细胞消减型经典型霍奇金淋巴瘤：CD15$^{+/-}$、CD20$^{-/+}$、CD30$^+$、CD45$^-$、CD79a$^{-/+}$、CD75$^-$。大多数人类免疫缺陷病毒阳性患者 EB 病毒也阳性。

---

① 译者注：原著按照国外以血液、骨髓为首诊标本，以及髓外 NHL 分期评估进行阐述。此处，译者按 B 细胞淋巴瘤分类进行说明。

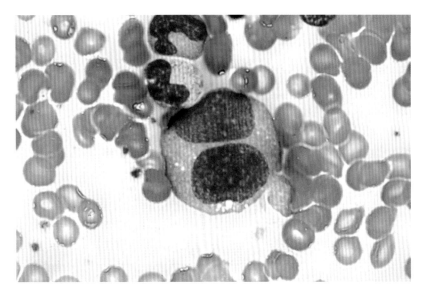

图 B4-19

霍奇金淋巴瘤：患者骨髓涂片可见里－施细胞（×1 000）

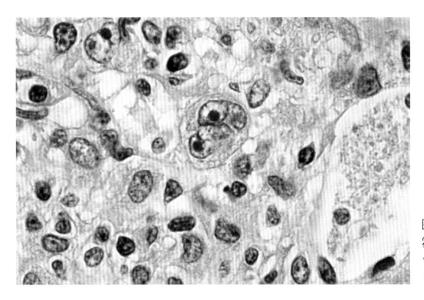

图 B4-20

霍奇金淋巴瘤：患者骨髓活检显示中央有1个里－施细胞（H-E 染色，×1 000）

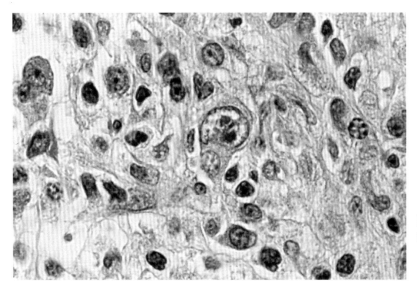

图 B4-21

霍奇金淋巴瘤：患者骨髓活检显示中央有1个里－施细胞（H-E 染色，×1 000）

（2）非霍奇金淋巴瘤（non-Hodgkin lymphoma，NHL）：是一组复杂的疾病，可呈滤泡性和弥漫性分布。其是根据肿瘤累及部位、组织学细胞特点、免疫表型和细胞遗传学结果而命名的。大多数是 B 细胞疾病。外周血涂片偶见恶性淋巴细胞。当出现在外周血时，淋巴瘤细胞可以是大细胞，核质比高，胞核无裂隙，核仁明显；也可以是小细胞，胞质强嗜碱性，胞核有裂隙。区分淋巴瘤细胞、病毒激活或反应性淋巴细胞和原始细胞非常重要。

有时，少数类型非霍奇金淋巴瘤可通过外周血涂片恶性淋巴细胞特征来识别，如脾边缘区淋巴瘤、皮肤 T 细胞淋巴瘤和淋巴浆细胞性淋巴瘤 /Waldenström 巨球蛋白血症。

1）B 细胞慢性淋巴细胞白血病 / 小淋巴细胞性淋巴瘤（chronic lymphocytic leukaemia/small lymphocytic lymphoma，CLL/SLL）：见于老年人，常超过 65 岁，男性多于女性。大多数患者的肿瘤是无症状的，有时伴有自身免疫性溶血性贫血。CLL/SLL 常通过血涂片来诊断。诊断需要克隆性淋巴细胞增多持续 3 个月或更长时间且有骨髓受累。淋巴结、肝脏、脾脏常受累。淋巴细胞绝对值 > 10×10^9/L。淋巴细胞形态正常，常有少量涂抹细胞，这些淋巴细胞易碎，制片时若破坏胞质则会出现扭曲的胞核或涂抹细胞。偶见幼淋巴细胞，一般占比 < 2%。幼淋巴细胞数量增加，占比若超过 55% 则提示可能有 B 细胞幼淋巴细胞白血病。90% 以上的 CLL/SLL 病例为 B 细胞系。

15% 病例可见正细胞正色素性贫血。贫血是骨髓被肿瘤浸润所致。约 15% 病例也可见血小板减少，此与骨髓浸润和脾功能亢进有关。

见图 B4-22 ～图 B4-26。

A. 细胞遗传学：常规细胞遗传学分析为正常核型；但荧光原位杂交分析发现，约 80% 病例存在细胞遗传学异常。常见染色体异常包括 del（13q）、+12、del（11q）和 del（17p）。

B. 免疫表型：SIg⁺（弱阳性）、CD5⁺、CD10⁻、CD19⁺、CD20⁺、CD22⁺、CD23⁺、CD43⁺、CD79a⁺。

2）B 细胞幼淋巴细胞白血病（B-cell prolymphocytic leukaemia，B-PLL）：见于老年人，常超过 70 岁，男性多于女性。约 80% 幼淋巴细胞白血病（prolymphocytic leukaemia，PLL）病例是 B 细胞幼淋巴细胞白血病。其特点是脾大，白细胞计数明显升高，> 100×10^9/L。外周血涂片幼淋巴细胞数量在淋巴细胞中的占比必须超过 55%。幼淋巴细胞较 CLL 的淋巴细胞大；胞质丰富，嗜碱性；胞核圆形，染色质中度致密，单个大核仁。骨髓涂片可见幼淋巴细胞灶性浸润。

见图 B4-27。

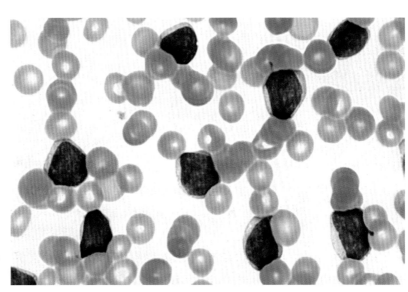

图 B4-22
B 细胞 CLL/SLL：患者外周血涂片可见正常形态 B 细胞增生（×1 000）

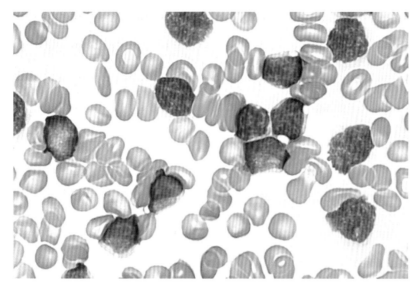

图 B4-23
B 细胞 CLL/SLL：患者外周血涂片可见正常形态 B 细胞增生，包括涂抹细胞（×1 000）

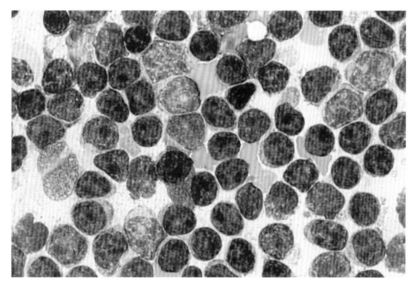

图 B4-24
B 细胞 CLL/SLL：患者骨髓涂片可见 B 细胞均一浸润（×1 000）

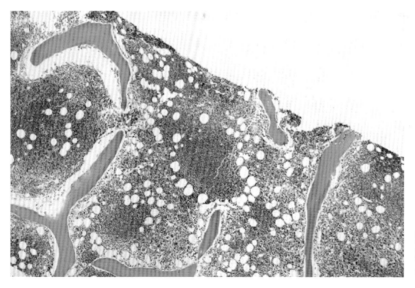

图 B4-25
B 细胞 CLL/SLL：患者骨髓活检可见淋巴细胞灶性分布（H-E 染色，×100）

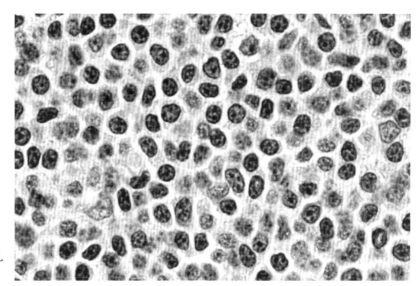

图 B4-26

B 细胞 CLL/SLL：患者骨髓活检可见淋巴细胞增生（H-E 染色，×1 000）

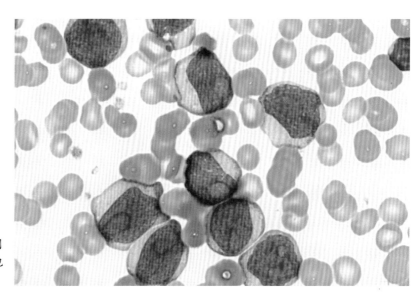

图 B4-27

B 细胞幼淋巴细胞白血病：患者外周血涂片可见幼淋巴细胞群，每个细胞有 1 个特征性核仁（×1 000）

　　A. 细胞遗传学：核型常复杂伴染色体异常如 del（17p）（50%）、del（13）（q14）（27%）、del（11q），+12 相对较少见。

　　B. 免疫表型：SIg$^+$、CD5$^{-/+}$、CD19$^+$、CD20$^+$、CD22$^+$、CD23$^{-/+}$、CD79a$^+$。

　　3）脾边缘区淋巴瘤（splenic marginal zone lymphoma，SMZL）：是一种慢性 B 细胞增殖性疾病，发病以 60 ～ 70 岁男性为主。患者表现为脾大，有时伴淋巴结肿大和肝大。

　　白细胞计数常增多，但很少超过 25×10^9/L。外周血涂片中淋巴细胞有特征性形态：胞核圆形或卵圆形；胞质量不等且嗜碱性；可见又细又短的绒毛，分布不均匀，常集中分布在细胞胞质一极。

　　见图 B4-28、图 B4-29。

　　A. 细胞遗传学：7q 缺失（40% 患者）、+3q 增加和 t（11；14）(q13；q32) 易位的染色体改变（很少）。

　　B. 免疫表型

　　a. SIg$^+$、CD5$^-$、CD10$^-$、CD19$^+$、CD20$^+$、CD22$^+$、CD23$^-$、CD43$^-$、CD79a$^+$。

　　b. 缺乏 CD5 有助于区分脾边缘区淋巴瘤和 CLL/SLL。

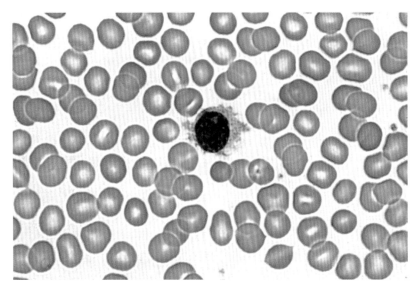

图 B4-28
脾边缘区淋巴瘤：患者外周血涂片可见脾淋巴瘤细胞，伴特征性绒毛状突起聚集于细胞胞质一极（×1 000）

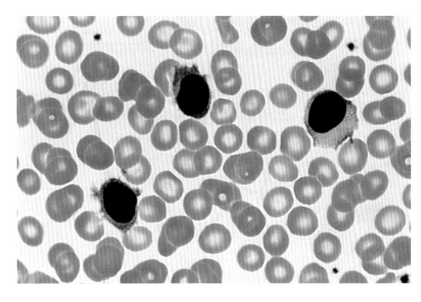

图 B4-29
脾边缘区淋巴瘤：患者外周血涂片可见脾淋巴瘤细胞（×1 000）

4）毛细胞白血病（hairy cell leukaemia，HCL）：是一种 B 细胞淋巴细胞增殖性肿瘤，发生于 40 ～ 50 岁人群，以男性为主。有两种类型毛细胞白血病：经典型毛细胞白血病，患者全血细胞减少，包括单核细胞减少；变异型毛细胞白血病，患者白细胞计数均值为 $35 \times 10^9/L$，无单核细胞减少。经典型毛细胞白血病淋巴细胞直径 10 ～ 20 μm；胞核偏位，呈圆形或卵圆形；胞质嗜碱性，边缘有许多毛发状突起。变异型毛细胞白血病淋巴细胞较小，直径 10 ～ 15 μm；胞核居中多于偏位。两种类型毛细胞白血病外周血涂片均可见少量毛细胞；骨髓呈片状或弥漫性浸润，可出现干抽现象；骨髓活检显示淋巴细胞浸润，核周有空晕，胞质浅染，呈"煎蛋样"外观。这与 CLL/SLL 活检相反，毛细胞白血病无胞质少、胞核成片致密的细胞大量浸润现象。

见图 B4-30 ～图 B4-32。

A. 细胞化学：B 细胞抗酸性磷酸酶酒石酸染色阳性。细胞化学染色酸性磷酸酶对 T 细胞肿瘤有特异性，毛细胞白血病对此细胞化学染色也呈强阳反应。

B. 细胞遗传学

a. 经典型毛细胞白血病：无特异性细胞遗传学改变，有报道 5 号和 7 号染色体异常。

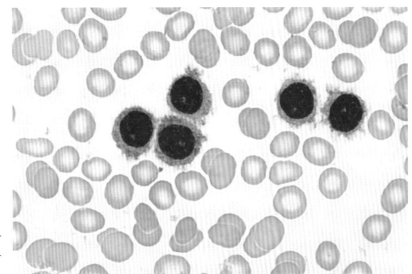

图 B4-30
毛细胞白血病（变异型）：患者外周血涂片可见毛细胞，有特征性细小毛发状突起（×1 000）

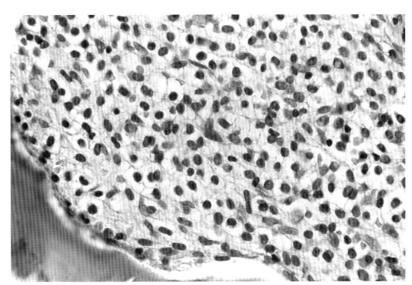

图 B4-31
毛细胞白血病：患者骨髓活检可见大量淋巴细胞浸润，胞核周围有淡染的胞质空晕（H-E 染色，×400）

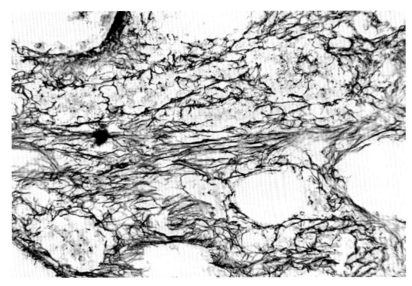

图 B4-32
毛细胞白血病：患者网状蛋白染色骨髓活检可见网状纤维取代造血组织（×400）

b. 变异型毛细胞白血病：无特异性细胞遗传学变化。核型复杂可包括 14q32（*IGH*）基因异常、8q24（*MYC*）基因异常和 17p 染色体缺失。

C. 免疫表型

a. 经典型毛细胞白血病：CD19$^+$、CD20$^+$、CD22$^+$、CD103$^+$、CD11c$^+$、CD25$^+$。

b. 变异型毛细胞白血病：CD19$^+$、CD20$^+$、CD22$^+$、CD103$^{+/-}$、CD11c$^+$、CD25$^-$。

5) 淋巴浆细胞性淋巴瘤（lymphoplasmacytic lymphoma，LPL）/Waldenström 巨球蛋白血症：是一种 B 细胞肿瘤，多见于男性，中位年龄为 60 岁。患者常伴淋巴结肿大、肝脾大和疲劳；常出现正细胞正色素性贫血，白细胞轻度减少和血小板减少；IgM 常见，IgM 可导致血液高黏度；小部分病例存在冷球蛋白；骨髓弥漫性恶性淋巴细胞浸润，可见部分浆细胞样淋巴细胞。有时外周血涂片可观察到恶性淋巴细胞。此类淋巴细胞体积较小，呈圆形，有时核偏位，胞质嗜碱性。

见图 B4-33 至 B4-35。

A. 细胞遗传学：无特异性细胞遗传学异常。

B. 免疫表型

a. SIg$^+$、CD5$^-$、CD10$^-$、CD19$^+$、CD20$^+$、CD22$^+$、CD23$^-$、CD38$^+$、CD79a$^+$、CD103$^-$。

b. CD5$^-$ 有助于鉴别淋巴浆细胞性淋巴瘤 /Waldenström 巨球蛋白血症和 CLL/SLL。

6) 黏膜相关淋巴组织（mucosa-associated lymphoid tissue，MALT）淋巴瘤：是 B 细胞淋巴瘤，发病中位年龄为 61 岁，最常发生于胃肠道，尤其是胃，也可见于唾液腺、头颈、肺、皮肤、甲状腺和乳腺。

黏膜相关淋巴组织淋巴瘤细胞胞核小到中等，形态不规则，染色质疏松，核仁模糊；胞质丰富，淡蓝色。这类黏膜相关淋巴组织淋巴瘤细胞呈单核细胞样外观。约 1/3 黏膜相关淋巴组织淋巴瘤细胞有浆细胞样外观。

见图 B4-36～图 B4-38。

A. 细胞遗传学

a. t（11；18）（q21；q21）：导致 *AP12* 基因（11q21）和 *MALT1* 基因（18q21）融合，常为唯一异常，主要见于肺和胃部肿瘤。

b. t（1；14）（p22；q32）：导致 *BCL10* 基因（1p22）与 *IGH* 基因（14q32）重排。< 2% 的病例可见该重排阳性，但肺淋巴瘤更常见。

c. t（14；18）（q32；q21）：引起 *MALT1* 基因（18q21）和 *IGH* 基因（14q32）重排，从而导致 *MALT1* 基因下调，常伴眼眶和唾液腺病变。细胞遗传学上上述两个基因的重排与 *BCL2* 基因融合完全相同，需用荧光原位杂交鉴别。

d. 其他异常包括 +3 和 +18。

B. 免疫表型：SIg$^+$、CD5$^-$、CD10$^-$、CD11c$^{+/-}$（弱阳性）、CD19$^+$、CD20$^+$、CD79a$^+$、CD21$^+$、CD22$^+$、CD23$^-$、CD43$^{+/-}$、CD35$^+$。

7) 滤泡性淋巴瘤：是一种 B 细胞淋巴瘤，发病中位年龄为 60 岁，主要发生在淋巴结，其次为脾、外周血和骨髓，也可发生在结外部位，如胃肠道、眼睛、乳腺和睾丸。

滤泡性淋巴瘤分两种形态学类型。一种细胞类型胞体小到中等，胞核有裂隙，核仁模糊，胞质少且呈淡蓝色；另一种细胞类型胞体较大，胞核圆形或卵圆形，1～3 个核仁，胞质极少且呈淡蓝色。滤泡性淋巴瘤细胞常是正常淋巴细胞大小的 3 倍。

见图 B4-39、图 B4-40。

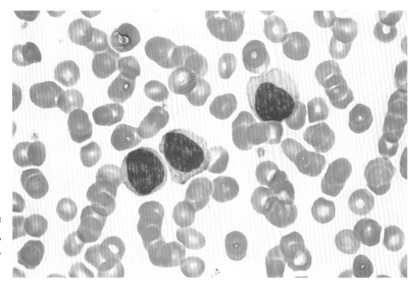

图 B4-33

淋巴浆细胞性淋巴瘤 /Waldenström
巨球蛋白血症：患者外周血涂片可见
浆细胞样淋巴细胞（具有淋巴细胞和
浆细胞特征）（×1 000）

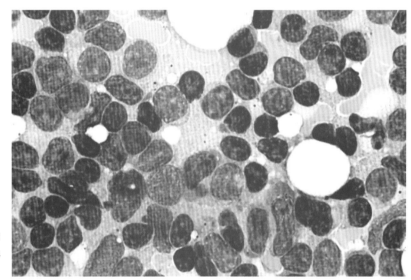

图 B4-34

淋巴浆细胞性淋巴瘤 /Waldenström
巨球蛋白血症：患者骨髓涂片可见淋
巴细胞弥漫性浸润（×1 000）

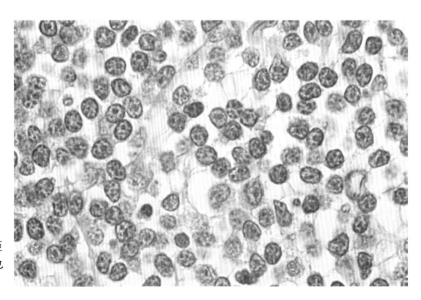

图 B4-35

淋巴浆细胞性淋巴瘤 /Waldenström 巨
球蛋白血症：患者骨髓活检可见浆细胞
样淋巴细胞浸润（H-E 染色，×1 000）

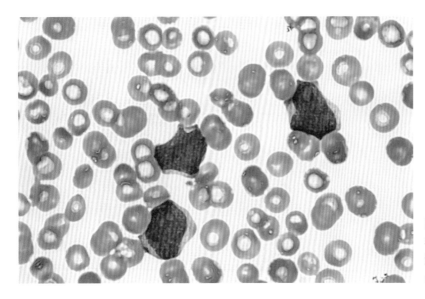

图 B4-36

非霍奇金淋巴瘤（黏膜相关淋巴组织淋巴瘤）：患者外周血涂片可见淋巴瘤细胞，核质比高，核仁模糊（×1 000）

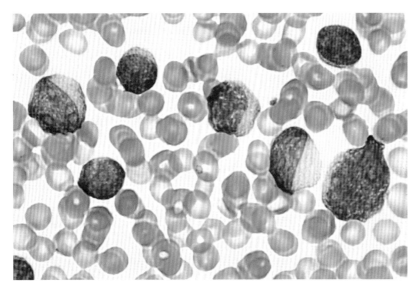

图 B4-37

非霍奇金淋巴瘤（黏膜相关淋巴组织淋巴瘤）：患者外周血涂片可见淋巴瘤细胞，胞质嗜碱性，染色质疏松，核仁模糊（×1 000）

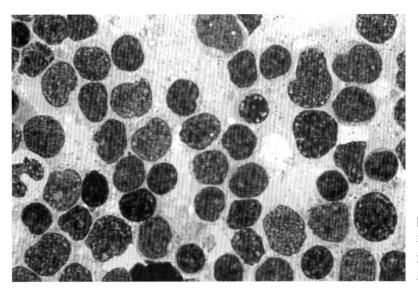

图 B4-38

非霍奇金淋巴瘤（黏膜相关淋巴组织淋巴瘤）：患者骨髓涂片可见淋巴瘤细胞大量浸润（×1 000）

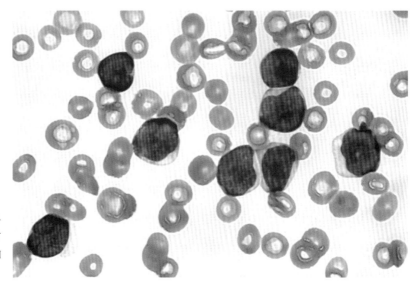

图 B4-39
非霍奇金淋巴瘤（滤泡性淋巴瘤）：患
者外周血涂片可见淋巴瘤细胞，核质
比高，胞质少，嗜碱性，核仁模糊
（×1 000）

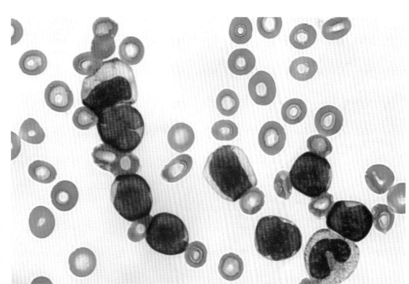

图 B4-40
非霍奇金淋巴瘤（滤泡性淋巴瘤）：患
者外周血涂片可见淋巴瘤细胞，核质
比高，胞质少，嗜碱性，核仁模糊
（×1 000）

　　A. 细胞遗传学：特征性染色体异常为 t（14；18）（q32；q21）或变异体 t（2；18）（p12；q21）和 t（18；22）（q21；q11）。这些易位可导致免疫球蛋白基因 [IGH 基因（14q32）、免疫球蛋白 κ 链（immunoglobulin kappa，IGK）基因（2p12）、免疫球蛋白 λ 链（immunoglobulin lambda，IGL）基因（22q11）] 和 BCL2 基因（18q21）位点重排，从而引起 BCL2 基因下调。BCL6 基因重排 [（3q27）易位] 也累及相同免疫球蛋白位点，即 t（3；14）（q27；q32）、t（2；3）（p12；q27）、t（3；22）（q27；q11）。其他染色体异常包括 1p、6q、10q 和 17p 缺失，1 号、7 号、8 号染色体及 X 染色体增加，6p、12q、18q 增加。

　　B. 免疫表型：SIg⁺、CD5⁻、CD10⁺、CD19⁺、CD20⁺、CD79a⁺、CD22⁺、CD43⁻、BCL2⁺、BCL6⁺。

　　8）套细胞淋巴瘤：是一种 B 细胞淋巴瘤，发病年龄在 60 岁以上，主要发生在淋巴结，其次是脾、骨髓，而外周血及结外部位如胃肠道也可受累。

　　套细胞淋巴瘤通常是单一形态的淋巴样细胞增殖。淋巴瘤细胞小至中等，胞核不规则，核仁模糊；胞质少，呈浅蓝色。

　　见图 B4-41 ～图 B4-43。

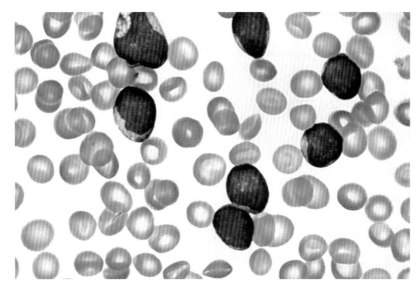

图 B4-41
非霍奇金淋巴瘤（套细胞淋巴瘤）：患者外周血涂片可见淋巴瘤细胞，核质比高，胞质少，核仁模糊（×1 000）

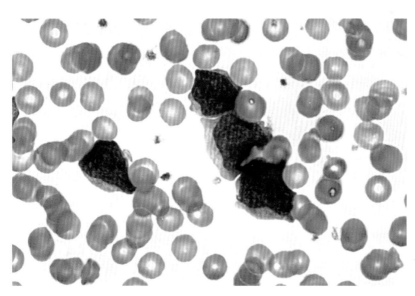

图 B4-42
非霍奇金淋巴瘤（套细胞淋巴瘤）：患者外周血涂片可见淋巴瘤细胞，胞核不规则，核仁模糊（×1 000）

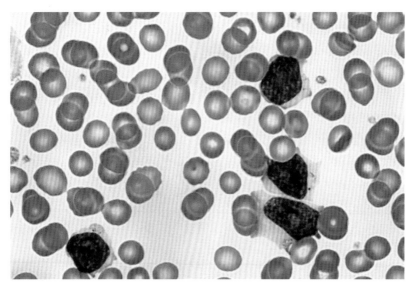

图 B4-43
非霍奇金淋巴瘤（套细胞淋巴瘤）：患者外周血涂片可见中等大小淋巴瘤细胞，核质比高，胞质嗜碱性，核仁可见（×1 000）

A. 细胞遗传学：几乎所有病例均出现 t（11；14）(q13；q32)，可导致 *IGH* 基因（14q32）与 *CCND1* 基因（11q13）重排，从而引起 *CCND1* 基因过度表达。其他染色体变化包括 -Y、-13、-9、-18、+3、+12、del（6q）、del（1p）、del（13q）、del（10q）、del（11q）、del（9p）和 del（17p）。

B. 免疫表型：SIg$^+$、CD5$^+$、CD10$^-$、CD19$^+$、CD20$^+$、CD22$^+$、CD23$^{-/+}$、CD43$^+$、cyclin D1$^+$、BLC2$^+$、BCL6$^-$。

9）弥漫大 B 细胞淋巴瘤（diffuse large B-cell lymphoma，DLBCL）（非特定类型）：发病中位年龄为 70 岁，也可发生于儿童和年轻人；通常原发，也可由低侵袭性淋巴瘤，如 CLL/SLL、滤泡性淋巴瘤或套细胞淋巴瘤转化而来。40% 弥漫大 B 细胞淋巴瘤患者伴淋巴结或结外疾病，其中少数病例可累及骨髓，仅很少病例累及外周血。累及的结外部位包括胃肠道（主要是胃）、骨骼、睾丸、脾、唾液腺、甲状腺、肝、肾和肾上腺。

弥漫大 B 细胞淋巴瘤细胞形态多样，该肿瘤有 3 种变异型。淋巴瘤细胞从卵圆形到圆形均可见，部分病例可见 2～4 个核仁，其他病例可见单个居中核仁；胞质从少量到丰富均可见且嗜碱性。

见图 B4-44 ～图 B4-47。

A. 细胞遗传学：无特异性细胞遗传学异常，可出现常见淋巴瘤相关异常，包括 3q27（*BCL6* 基因位点）（20% ～ 40% 病例）、t（14；18）(q32；q21)（20% ～ 30% 病例）、t（8；14）(q24；q32）或染色体变异体（10% 病例）易位。核型常复杂，伴多个结构和数量异常。

B. 免疫表型

a. SIg$^{+/-}$、CD5$^{-/+}$、CD10$^{-/+}$、CD19$^+$、CD20$^+$、CD22$^+$、CD79a$^+$。

b. 与 EB 病毒阴性者相比，EB 病毒感染者预后更差。

10）伯基特淋巴瘤（Burkitt lymphoma，BL）：是一种 B 细胞淋巴瘤，细胞倍增时间很短，是一种高度侵袭性淋巴瘤，常发生于结外部位。骨髓受累时称为 Burkitt 细胞白血病。

伯基特淋巴瘤有 3 种临床变异型：①地方性伯基特淋巴瘤，见于赤道非洲、巴布亚新几内亚，为 4 ～ 7 岁儿童最常见的恶性肿瘤。②散发性伯基特淋巴瘤，见于世界各地，主要见于儿童和年轻人，伴 EB 病毒感染。③免疫缺陷相关 Burkitt 淋巴瘤，主要伴人类免疫缺陷病毒感染。

伯基特淋巴瘤原始细胞大且均一；染色质致密呈细点状，胞核呈圆形，1 个或多个明显核仁；胞质量中等，强嗜碱性，可见明显空泡。无论原始淋巴细胞是局限于淋巴结还是侵袭至结外部位（伯基特淋巴瘤），或侵袭骨髓和外周血（伯基特细胞白血病），这两个描述恶性状态的名称是人为定义的。

伯基特淋巴瘤常为 B 细胞系淋巴瘤，罕见 T 细胞系淋巴瘤报道。

见图 B4-48 ～图 B4-52。

A. 细胞遗传学：特征性染色体异常为 t（8；22）(q24；q11) 或染色体变异体 t（8；14）(q24；q32）和 t（2；8)(p12；q24)。这些染色体易位可导致免疫球蛋白基因 [*IGH*（14q32）、*IGK*（2p12）、*IGL*（22q11）] 和 *MYC* 基因（8q24）位点重排，从而引起 *MYC* 癌基因下调。其他染色体异常包括获得 1q、+7、+12 和 +13q。

B. 免疫表型：SIg$^+$、TdT$^-$、HLA-DR$^-$、CD10$^+$、CD19$^+$、CD20$^+$、CD22$^+$、BCL6$^+$、CD38$^+$、CD77$^+$、CD43$^+$ 和 CD34$^-$。

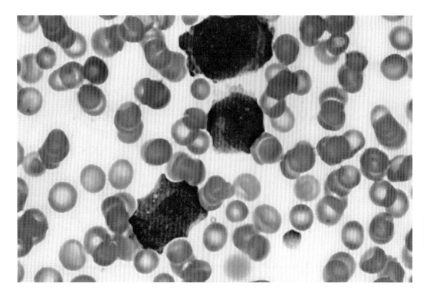

图 B4-44
弥漫大 B 细胞淋巴瘤：患者骨髓涂片可见大淋巴瘤细胞，胞核不规则，胞质强嗜碱性（×1 000）

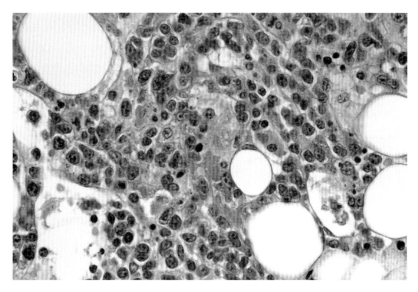

图 B4-45
弥漫大 B 细胞淋巴瘤：患者骨髓活检可见淋巴瘤细胞浸润（H-E 染色，×400）

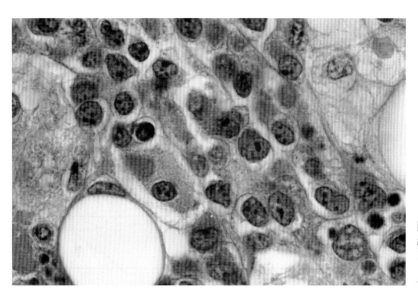

图 B4-46
弥漫大 B 细胞淋巴瘤：患者骨髓活检可见大淋巴瘤细胞浸润，胞核圆形，核仁明显（H-E 染色，×1 000）

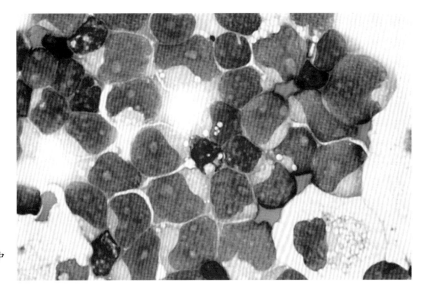

图 B4-47
弥漫大 B 细胞淋巴瘤：患者脑脊液中
可见大量淋巴瘤细胞浸润（×1 000）

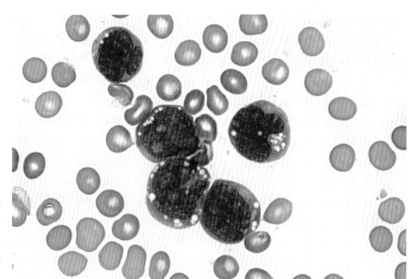

图 B4-48
伯基特淋巴瘤／白血病：患者外周血
涂片可见伯基特细胞，核质比高，染
色质细致，有核仁；胞质强嗜碱性，
有明显空泡。空泡呈油红 O 染色阳性
（×1 000）

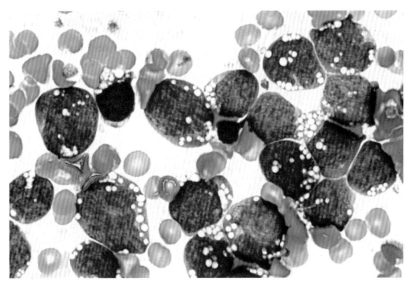

图 B4-49
伯基特淋巴瘤／白血病：患者骨髓涂
片可见大量伯基特细胞浸润（×1 000）

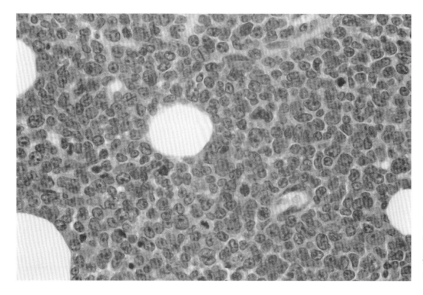

图 B4-50
伯基特淋巴瘤／白血病：患者骨髓活检可见伯基特细胞均一性浸润，核仁明显（H-E 染色，×400）

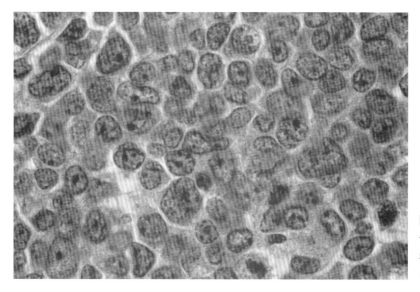

图 B4-51
伯基特淋巴瘤／白血病：患者骨髓活检可见伯基特细胞均一性浸润，核仁明显（H-E 染色，×1 000）

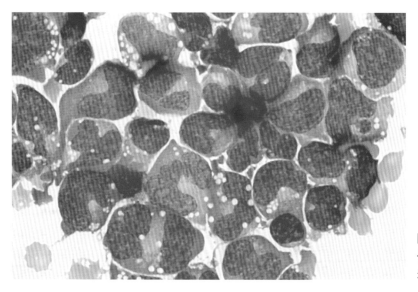

图 B4-52
伯基特淋巴瘤／白血病：患者胸腔积液可见大量伯基特细胞浸润（×1 000）

3. 成熟 T 细胞和 NK 细胞肿瘤

（1）T 细胞幼淋巴细胞白血病（T-cell prolymphocytic leukaemia，T-PLL）：占 PLL 比例不到 20%。该肿瘤发病中位年龄为 65 岁。特点是肝脾大和广泛淋巴结肿大。约 20% 患者发生皮肤浸润。

T 细胞幼淋巴细胞白血病白细胞计数常 $> 100 \times 10^9/L$，部分病例可 $> 200 \times 10^9/L$。外周血中幼淋巴细胞小到中等；胞质嗜碱性，无颗粒；胞核不规则，呈圆形、卵圆形或明显不规则形，有时呈三叶草形；单个核仁且明显，与 B 细胞幼淋巴细胞白血病幼淋巴细胞相比，其核仁更小。

幼淋巴细胞 α- 乙酸萘酚酯酶和酸性磷酸酶染色阳性，且呈点状阳性。

见图 B4-53、图 B4-54。

1）细胞遗传学：典型细胞遗传学异常为 inv（14）（q11 q32）（80%）或 t（14；14）（q11；q32）（10%）。其他染色体变化包括 +8q[常为 i（8q）]、6q 增加、6p 缺失、22q 重排、del（10p）、del（18p）和 del（11q）。

2）免疫表型：TdT⁻、CD1a⁻、CD2⁺、CD3⁺（弱阳性）、CD4⁺/⁻、CD7⁺、CD52⁺、CD8⁻/⁺。

（2）T 细胞大颗粒淋巴细胞白血病（T-cell large granular lymphocytic leukaemia，T-LGL）：是成熟 CD3⁺ 细胞、CD8⁺ 细胞和 T 细胞受体 αβ 阳性细胞毒性 T 细胞克隆增殖性疾病。诊断 T 细胞大颗粒淋巴细胞白血病基于大颗粒淋巴细胞持续增多 6 个月以上。男女发病率相同，年龄分布广，常为 45 ～ 75 岁。大多数 T 细胞大颗粒淋巴细胞白血病患者临床病程缓慢；该病可引起淋巴细胞增多，大颗粒淋巴细胞常为（2 ～ 20）$\times 10^9/L$；也可引起重度中性粒细胞减少，中性粒细胞计数低于 $0.5 \times 10^9/L$。该病患者可因纯红细胞再生障碍性贫血、DAT 阳性溶血性贫血而导致严重贫血。约 50% 病例有脾大，罕见淋巴结肿大，30% 病例伴类风湿关节炎。

并非所有 T 细胞大颗粒淋巴细胞白血病病例淋巴细胞计数绝对值均增加，需要仔细检查患者血涂片以帮助诊断。血涂片以大颗粒淋巴细胞为主，胞质丰富，充满细小到粗大嗜天青颗粒。骨髓受累程度各异，但通常骨髓中大颗粒淋巴细胞不到 50%。

见图 B4-55。

1）细胞遗传学：无特异性细胞遗传学改变。

2）免疫表型：CD3⁺、CD4⁻、CD5⁻、CD7⁻、CD8⁺、CD16⁺、CD57⁺、T 细胞受体 αβ⁺。

（3）侵袭性 NK 细胞白血病：主要发生在青年到中年人群，中位年龄为 42 岁。与 EB 病毒感染有关。患者表现为发热、肝脾大、白细胞增多、贫血、中性粒细胞减少和血小板减少，有时可见淋巴结肿大。

外周血涂片白血病细胞形态各异，可见形态类似大颗粒淋巴细胞或染色质细致、核仁明显的非典型核细胞；胞质嗜碱性，含细小到粗大嗜天青颗粒。骨髓明显浸润出现与外周血细胞相同形态的白血病细胞。侵袭性 NK 细胞白血病是一种罕见类型的白血病，呈侵袭性进展，常在 1 ～ 2 年死亡。部分患者甚至在初诊后数天或数周内便死亡。

见图 B4-56。

1）细胞遗传学：细胞遗传学分析常正常。当细胞遗传学异常时，以 del（6）（q21 q25）和 del（11q）最为常见。

2）免疫表型：CD2⁺、CD3⁻、CD56⁺、CD57⁻。

（4）成人 T 细胞白血病 / 淋巴瘤（adult T-cell leukaemia/lymphoma，ATLL）：在 CLL/SLL 可能有不到 5% 的病例为 ATLL。患者有弥漫性骨髓浸润，也有皮肤浸润，常侵犯中枢神经系统。成人 T 细胞白血病 / 淋巴瘤由 1 型人 T 细胞白血病病毒（human T-cell leukaemia virus type 1，HTLV-1）引起，该病毒也称为 1 型人嗜 T 细胞病毒，为逆转录病毒。

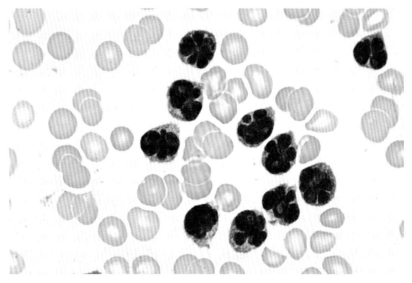

图 B4-53
T 细胞幼淋巴细胞白血病：患者外周血涂片可见幼淋巴细胞群，胞核有特征性核裂，核仁模糊（×1 000）

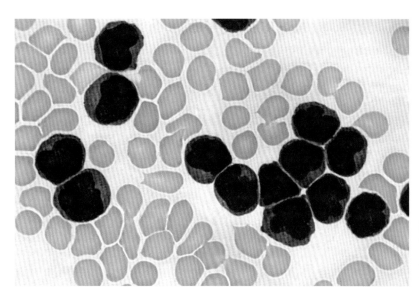

图 B4-54
T 细胞幼淋巴细胞白血病：患者外周血涂片可见幼淋巴细胞，胞核有裂隙，可见核仁（×1 000）

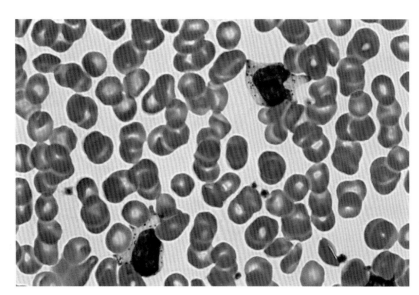

图 B4-55
T 细胞大颗粒淋巴细胞白血病：患者外周血涂片可见大颗粒淋巴细胞，胞质丰富，含细小到粗大嗜天青颗粒（×1 000）

成人 T 细胞白血病 / 淋巴瘤淋巴细胞绝对值高于 CLL/SLL 淋巴细胞。细胞形态与 CLL/SLL 淋巴细胞无法区别。某些病例可见胞核扭曲，此为 T 细胞而非 B 细胞的特征。

见图 B4-57。

1）细胞遗传学：＞ 90% 病例可见细胞遗传学异常。核型常复杂，累及 14 号染色体重排 [inv（14）（q11 q32），t（14；14）（q11；q32）或 del/t（14）（q11）]，7q、3p 增加，6q、13q 缺失。

2）免疫表型：TdT$^+$、HLA-DR$^+$、CD2$^+$、CD3$^+$、CD4$^+$、CD5$^+$、CD7$^-$、CD8$^-$、CD25$^+$。

（5）皮肤 T 细胞淋巴瘤（cutaneous T-cell lymphoma，CTCL）：有两种恶性淋巴瘤，即蕈样霉菌病和塞扎里综合征（Sézary syndrome）。两者都侵犯皮肤，其恶性细胞形态学特征相同，因此合并在皮肤 T 细胞淋巴瘤分类之中。

部分皮肤 T 细胞淋巴瘤伴 HTLV-1 感染。皮肤 T 细胞淋巴瘤发病年龄为 50 岁及以上，男性比女性常见。患者早期出现皮损伴严重瘙痒，最终发展为皮肤肿瘤时可形成斑块。许多患者患有

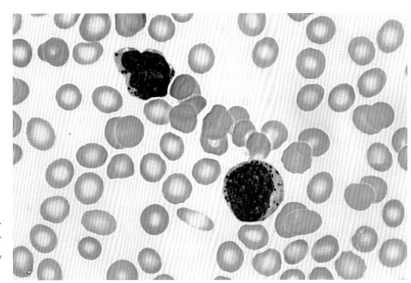

图 B4-56

侵袭性 NK 细胞白血病：患者外周血涂片可见大淋巴细胞，含粗大嗜天青颗粒（×1 000）（由 Geoffrey Kershaw 提供）

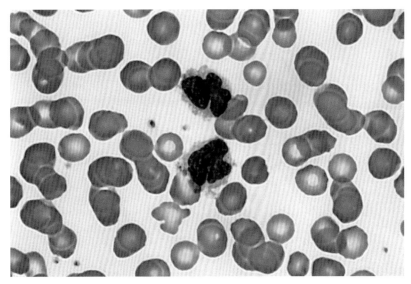

图 B4-57

成人 T 细胞白血病 / 淋巴瘤：患者外周血涂片可见淋巴细胞，伴胞核扭曲（×1 000）

广泛性剥脱性红皮病，此类患者被称为"胭脂人"。皮肤 T 细胞淋巴瘤患者可伴 T 细胞增生。淋巴细胞有特征性胞核扭曲或脑回样核，称为塞扎里细胞（Sézary cell）。

见图 B4-58 ～ B4-62。

蕈样霉菌病患者外周血涂片中塞扎里细胞＜ 1×10^9/L，CD4 T 细胞 /CD8 T 细胞值＜ 10∶1。

塞扎里综合征患者外周血涂片中塞扎里细胞＞ 1×10^9/L，CD4 T 细胞 /CD8 T 细胞值＞ 10∶1。

1）细胞遗传学：40%～70%病例有细胞遗传学异常，常累及 -10、-9 和 +18 等复杂核型。最常累及结构异常的染色体是 1 号、6 号、8 号、9 号、10 号、11 号和 17 号。

2）免疫表型

A. 蕈样霉菌病：CD2$^+$、CD3$^+$、CD4$^+$、CD5$^+$、CD7$^-$、CD8$^-$。

B. 塞扎里综合征：CD2$^+$、CD3$^+$、CD4$^+$、CD5$^+$、CD7$^{+/-}$、CD8$^-$。

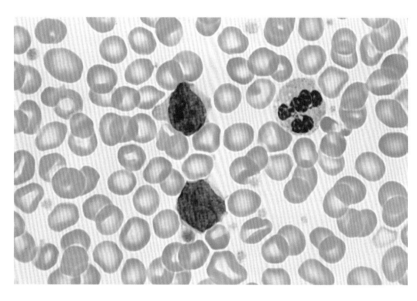

图 B4-58
皮肤 T 细胞淋巴瘤：患者外周血涂片可见塞扎里细胞，胞核扭曲、脑回样核（×1 000）

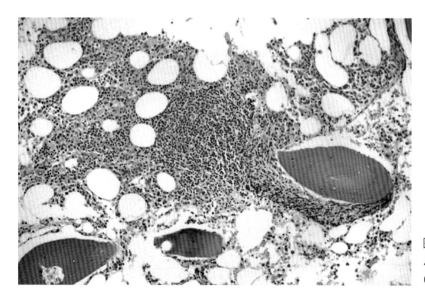

图 B4-59
患者骨髓活检可见淋巴细胞灶性分布（H-E 染色，×100）

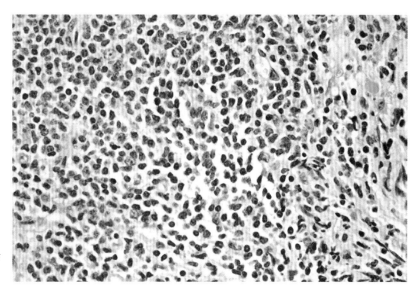

图 B4-60
患者骨髓活检可见淋巴细胞灶性分布
（H-E 染色，×400）

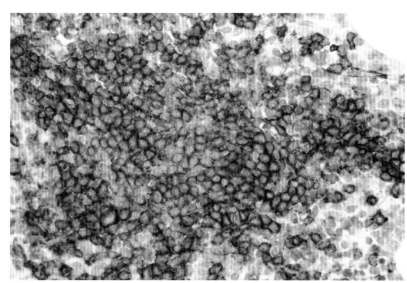

图 B4-61
B 细胞淋巴瘤：患者 CD20 强阳性
（×400）

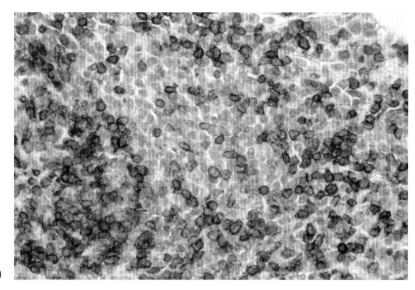

图 B4-62
T 细胞淋巴瘤：患者 CD3 阳性（×400）

四、淋巴细胞相关染色

1. 过碘酸希夫染色

许多造血细胞胞质含有糖原，用过碘酸希夫（periodic acid-Schiff，PAS）反应可显示。胞质呈中红色或紫色颗粒提示阳性反应。

粒细胞 PAS 反应均呈阳性，越成熟的中性粒细胞阳性越强。正常淋巴细胞含较少阳性染色物，胞质仅见几个阳性颗粒。单核细胞呈细小弥散状阳性。任何阶段的正常幼红细胞都不染色。

疾病时，造血细胞 PAS 反应与正常细胞不同，其结果有一定诊断价值。

B 淋巴细胞增殖性疾病中，淋巴细胞常含较多阳性颗粒。原始淋巴细胞可见块状阳性。

原始红细胞呈阳性反应的疾病：红白血病（红系/髓系）和纯红白血病均可见深染的弥漫性阳性染色。

PAS 染色主要用于鉴别 ALL 和 AML。原始淋巴细胞中可见团块状阳性，而原始粒细胞和原始单核细胞 PAS 反应则呈阴性。

见图 B4-63。

2. 酸性磷酸酶染色

酸性磷酸酶存在于多种类型造血细胞溶酶体中，包括粒细胞、单核细胞、淋巴细胞、巨核细胞和血小板。酸性磷酸酶是淋巴系统中少数几个酸性水解酶之一。因此，其对淋巴细胞增殖性肿瘤分类有诊断价值。

B 淋巴细胞肿瘤中除毛细胞白血病外，酸性磷酸酶染色反应常呈弱阳性或阴性。正常 T 细胞的酸性磷酸酶染色反应常呈弱阳性或阴性，而 T 细胞肿瘤的酸性磷酸酶染色则呈强阳性。粒系、单核系和巨核系均有不同程度的阳性反应。

因为抗酸性磷酸酶酒石酸染色对毛细胞白血病诊断有很大帮助，所以常需要添加或不添加酒石酸来辅助酸性磷酸酶染色反应。大多数阳性反应白细胞对酒石酸敏感，在酒石酸存在情况下不能反应，而毛细胞中存在一种独特的同工酶 5，从而使毛细胞白血病淋巴细胞在添加或不添加酒石酸情况下都呈阳性反应。

见图 B4-64。

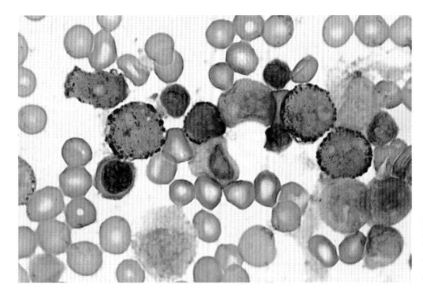

图 B4-63

PAS 染色：原始 B 细胞白血病/淋巴瘤患者骨髓涂片中原始淋巴细胞呈块状阳性（×1 000）

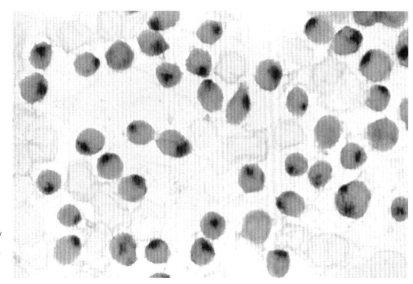

图 B4-64
酸性磷酸酶染色：成人 T 细胞白血病 /
淋巴瘤患者外周血涂片中 T 细胞呈局
灶性阳性（×1 000）

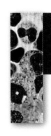

第五部分 浆细胞

一、浆细胞成熟

B 细胞膜表面免疫球蛋白（surface immunoglobulin，SIg）可作为特定抗原的受体。B 细胞膜表面抗原－抗体复合物能诱导淋巴细胞增殖从而分化为浆细胞。

浆细胞成熟分为 3 个阶段：原始浆细胞、幼浆细胞和浆细胞。

1. 原始浆细胞

胞体直径为 16 ～ 18 μm；胞核呈圆形，约占胞体的 80%，染色质细致，1 ～ 3 个核仁；核常偏位，胞质强嗜碱性；核周淡染区，提示存在高尔基体细胞器。

见图 B5-1 ～图 B5-3。

2. 幼浆细胞

胞体直径为 15 ～ 25 μm；胞核呈圆形，偏位，1 ～ 3 个核仁；胞质强嗜碱性，核周淡染。

见图 B5-1 ～图 B5-5。

3. 浆细胞

胞体直径为 8 ～ 20 μm；胞核呈圆形，偏位，染色质聚集；胞质嗜碱性，核周淡染。

见图 B5-5、图 B5-6。

二、浆细胞肿瘤

1. 浆细胞骨髓瘤

浆细胞骨髓瘤是骨髓中浆细胞恶性增殖性疾病，能分泌大量单克隆免疫球蛋白，常见于 60 ～ 70 岁男性，年轻人罕见。

浆细胞骨髓瘤患者最初主诉为背痛。骨髓瘤可导致骨质疏松，从而引起椎体塌陷，部分病例可出现病理性骨折。

外周血涂片可见正细胞正色素性贫血，伴明显的红细胞缗钱状排列。ESR 常大于 100 mm/h。肉眼观察时血涂片偏蓝，此由免疫球蛋白增加所致。血涂片可出现少量浆细胞，但浆细胞绝对值超过 2×10^9/L，则可诊断为浆细胞白血病，而不再诊断浆细胞骨髓瘤。

浆细胞骨髓瘤患者外周血涂片中并不常见浆细胞，骨髓涂片检查对诊断浆细胞骨髓瘤是必要的。

中度进展的患者骨髓中含 30% ～ 90% 的浆细胞。严重病例可见成片浆细胞，双核浆细胞也是该病的常见特征。有时，浆细胞胞质含有包涵体，这些球形包涵体或拉塞尔小体（Russell boby）提示免疫球蛋白积聚。含拉塞尔小体的细胞又称为 Mott 细胞。包涵体也可形成嗜天青棒状结构，这也提示免疫球蛋白积聚。有时，浆细胞胞质呈粉红色，因此又称为"火焰样"浆细胞。

见图 B5-7 ～图 B5-15。

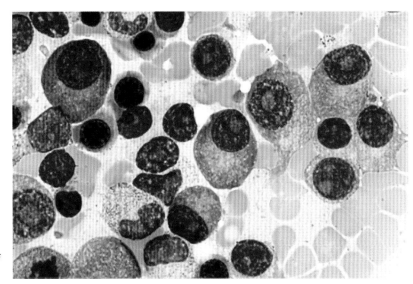

图 B5-1
浆细胞骨髓瘤：患者骨髓涂片可见原始
浆细胞和幼浆细胞（×1 000）

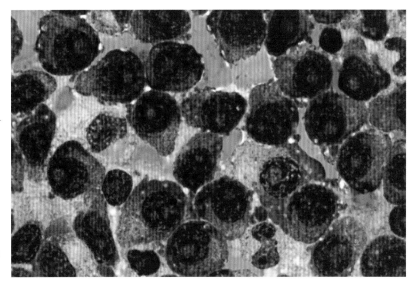

图 B5-2
浆细胞骨髓瘤：患者骨髓涂片充满原始
浆细胞和幼浆细胞（×1 000）

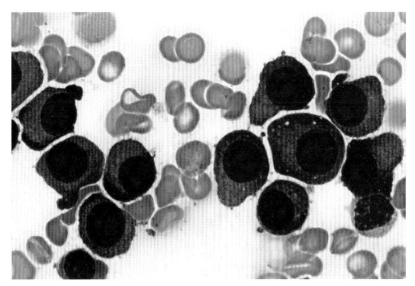

图 B5-3
浆细胞骨髓瘤：患者骨髓涂片充满原始
浆细胞和幼浆细胞（×1 000）

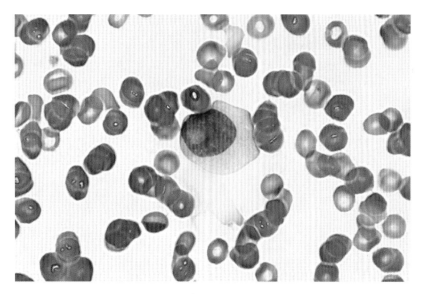

图 B5-4
浆细胞骨髓瘤：患者外周血涂片可见幼浆细胞（×1 000）

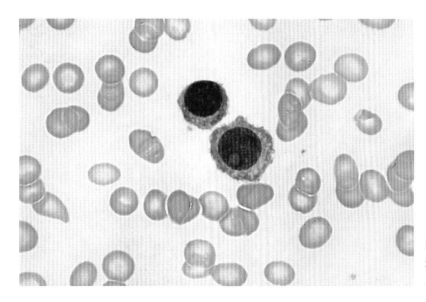

图 B5-5
浆细胞骨髓瘤：患者外周血涂片可见幼浆细胞和浆细胞（×1 000）

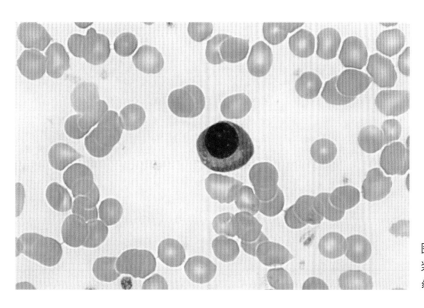

图 B5-6
浆细胞骨髓瘤：患者外周血涂片可见浆细胞（×1 000）

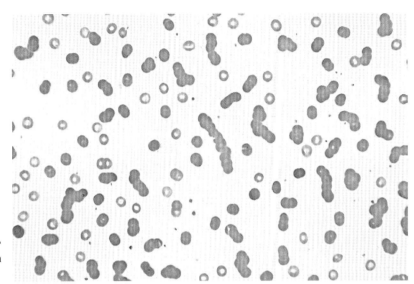

图 B5-7
浆细胞骨髓瘤：患者外周血涂片可见红细胞缗钱状排列，ESR > 140 mm/h（×400）

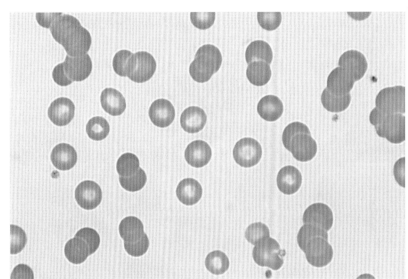

图 B5-8
浆细胞骨髓瘤：患者外周血涂片可见红细胞缗钱状排列（×1 000）

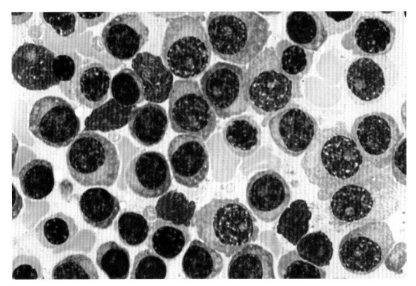

图 B5-9
浆细胞骨髓瘤：患者骨髓涂片可见成片浆细胞和幼浆细胞，应注意胞核偏位，胞质嗜碱性和核周淡染（×1 000）

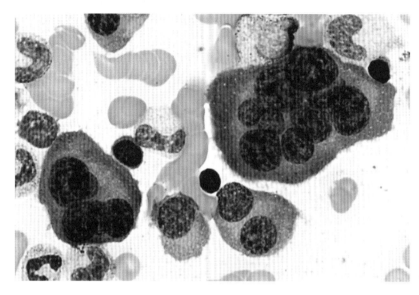

图 B5-10
浆细胞骨髓瘤：患者骨髓涂片可见双核、多核浆细胞（×1 000）

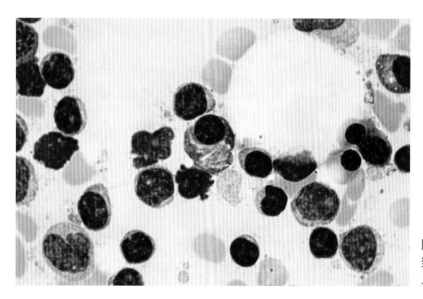

图 B5-11
浆细胞骨髓瘤：患者骨髓涂片浆细胞胞质中可见免疫球蛋白聚积（×1 000）

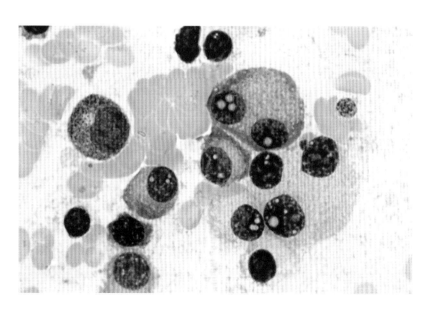

图 B5-12
浆细胞骨髓瘤：患者浆细胞可见异常核空泡（×1 000）

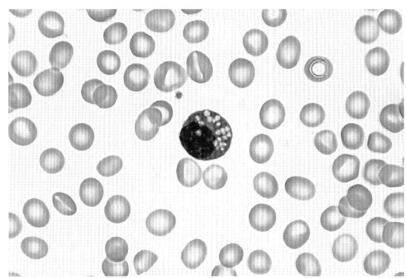

图 B5-13
浆细胞骨髓瘤：患者外周血可见 Mott 细胞（×1 000）

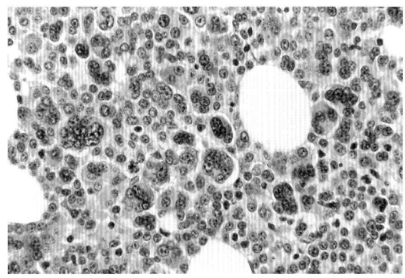

图 B5-14
浆细胞骨髓瘤：患者骨髓活检可见成片浆细胞，含多核浆细胞（H-E 染色，×400）

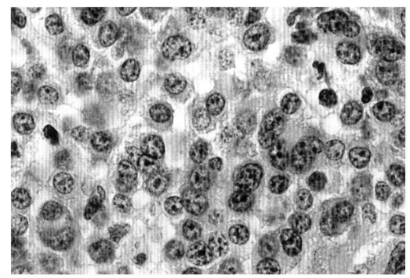

图 B5-15
浆细胞骨髓瘤：患者骨髓活检可见浆细胞核呈典型"钟面样"（H-E 染色，×1 000）

（1）细胞遗传学：常规细胞遗传学分析无异常，但荧光原位杂交分析能将异常检出率提高到90%左右。典型染色体异常包括超二倍体和3号、5号、7号、9号、11号、15号、19号、21号染色体增加，累及14q32[t（11；14）（q13；q32）、t（14；16）（q32；q23）、t（4；14）（p16.3；q32）和t（6；14）（P21；q32）]、-13/del13q、del17p（TP 53丢失）的IGH位点易位及1号染色体重排导致1q相对增加和1p丢失。

（2）免疫表型：CD19[-]、CD20[-]、CD138[+]、CD38[+]、CD56/58[+]、CD79a[+]。

2. 浆细胞瘤

浆细胞瘤是一种与浆细胞骨髓瘤性质相同的孤立性浆细胞肿瘤。浆细胞瘤在椎骨、肋骨和头骨X线上显示造血活跃。

见图B5-17、图B5-18。

细胞遗传学与免疫表型：与浆细胞骨髓瘤相同。

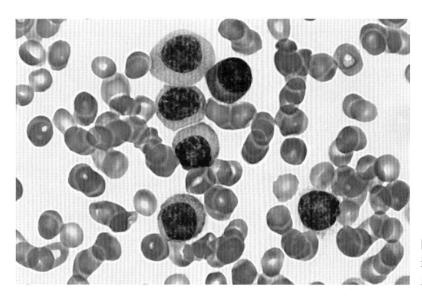

图 B5-16
浆细胞白血病：患者外周血涂片中浆细胞绝对值超过 2×10^9/L（×1 000）

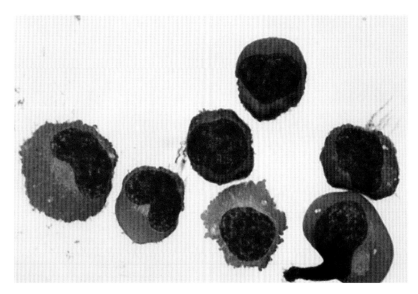

图 B5-17
浆细胞瘤：患者脑脊液可见浆细胞大量浸润，骨髓涂片检查正常（×1 000）

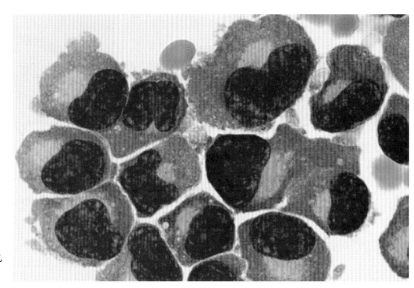

图 B5-18

浆细胞瘤：患者胸腔积液可见浆细胞大量浸润（×1 000）

第六部分 急性髓系白血病及相关前体细胞肿瘤

急性白血病 WHO 分类的依据是细胞形态、免疫表型和细胞遗传学。整合这些信息，急性髓系白血病（acute myeloid leukaemia，AML）可分为 7 类：

（1）AML 伴重现性遗传学异常。

（2）AML 伴骨髓增生异常相关改变。

（3）治疗相关髓系肿瘤。

（4）AML（非特定类型）。

（5）髓系肉瘤。

（6）唐氏综合征相关骨髓增殖。

（7）母细胞性浆细胞样树突状细胞肿瘤。

一般而言，骨髓涂片中原始细胞占比至少 ≥ 20%，才能诊断为急性白血病。

一、急性髓系白血病伴重现性遗传学异常

1. AML 伴 t（8；21）（q22；q22）

AML 伴 t（8；21）（q22；q22）常见于年轻人，原始细胞大小各异，较大的原始细胞相对较成熟，胞质嗜碱性，内含嗜天青颗粒和 Auer 小体。外周血中主要见较小的原始细胞。

见图 B6-1、图 B6-2。

细胞化学 / 免疫表型：

（1）髓过氧化物酶染色阳性。

（2）HLA-DR$^+$、CD13$^+$、CD33$^{-/+}$、CD34$^+$。

（3）较小的原始细胞常共同表达淋系标志物 CD19。

2. AML 伴 inv（16）（p13.1 q22）或 t（16；16）（p13.1；q22）

AML 伴 inv（16）（p13.1 q22）或 t（16；16）（p13.1；q22）可见于所有年龄，年轻人居多，有单核细胞和粒细胞分化，并伴嗜酸性粒细胞少量增加（< 5%）。嗜酸性粒细胞主要为早幼粒细胞和中幼粒细胞阶段，含大量未成熟嗜酸性颗粒。外周血涂片通常无嗜酸性粒细胞增多。

原始细胞可含 Auer 小体，且至少 3% 原始细胞髓过氧化物酶染色阳性。

见图 B6-3。

细胞化学 / 免疫表型：

（1）髓过氧化物酶染色阳性。

（2）CD4$^+$、CD14$^+$、CD11b$^+$、CD11c$^+$、CD13$^+$、CD15$^+$、CD33$^+$、CD65$^+$、CD117$^+$、CD34$^+$。

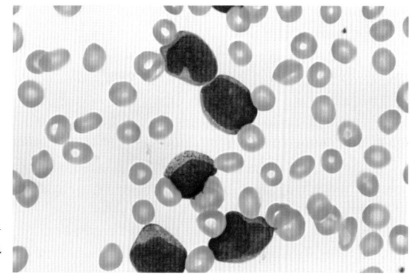

图 B6-1

AML 伴 t（8；21）（q22；q22）：患者
外周血涂片可见原始细胞，胞质嗜碱
性，含细小嗜天青颗粒（×1 000）

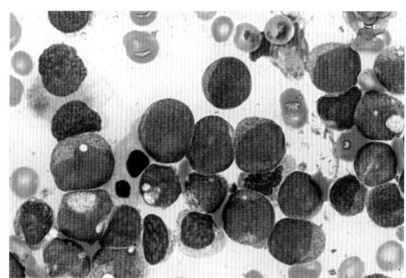

图 B6-2

AML 伴 t（8；21）（q22；q22）：B6-1
患者的骨髓涂片（×1 000）

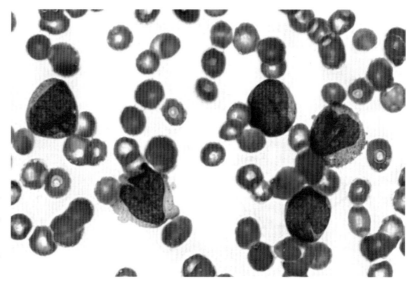

图 B6-3

AML 伴 inv（16）（p13.1 q22）：患者
外周血涂片可见原始细胞，呈现出粒
单核细胞的形态。胞核呈圆形或折叠，
胞质嗜碱性，常含细小嗜天青颗粒
（×1 000）

3.急性早幼粒细胞白血病伴 t（15；17）（q22；q12）；*PML-RARA* 基因

急性早幼粒细胞白血病（acute promyelocytic leukaemia，APL）可见于所有年龄。骨髓和外周血涂片出现的大多数细胞为异常早幼粒细胞。有两种类型，即颗粒增多或经典型、少颗粒或细颗粒型。两者常伴凝血异常，即弥散性血管内凝血。

颗粒增多或经典型 APL 早幼粒细胞的胞核大小和形态较畸形，常分双叶或呈肾形；胞质充满粗大嗜天青颗粒。典型特征是细胞内含大量 Auer 小体，胞质内随机分布呈束状或"柴捆样"Auer 小体。原始粒细胞也可见单个 Auer 小体。

少颗粒或细颗粒型 APL 早幼粒细胞的胞核与颗粒增多或经典型急性早幼粒细胞白血病早幼粒细胞的核形相似，但胞质含极少或不含嗜天青颗粒，可见 Auer 小体和束状 Auer 小体。

见图 B6-4 ～图 B6-6。

细胞化学 / 免疫表型：

（1）髓过氧化物酶染色强阳性。

（2）HLA-DR$^-$、CD13$^{+/-}$、CD33$^+$、CD117$^{-/+}$、CD34$^-$。

4.急性早幼粒细胞白血病伴 *RARA* 基因变异型易位

APL 部分亚型是伴 *RARA* 基因变异型易位。

t（11；17）（q23；q12）可导致锌指蛋白和 BTB 结构域蛋白 16（zinc finger-and BTB domain-containing protein 16，*ZBTB16*）-RARA 基因融合，该亚型早幼粒细胞形态与正常早幼粒细胞形态相似，胞核呈圆形，形态规则，对全反式维 A 酸（all-trans retinoic acid，ATRA）耐药。

t（5；17）（q35；q12）可导致核仁磷酸蛋白家族成员 1（nucleophosmin/nucleoplasmin family member 1，*NPM1*）-RARA 基因融合，该亚型可见少量细颗粒早幼粒细胞和典型的颗粒增多的早幼粒细胞群。全反式维 A 酸对该变异型治疗有效。

见图 B6-7。

5.AML 伴 t（9；11）（p22；q23）

AML 伴 t（9；11）（p22；q23）可见于儿童和成人，但儿童常见。该亚型与急性单核细胞白血病、急性粒单核细胞白血病非常相似，以原始单核细胞和幼单核细胞为主。原始单核细胞的胞核呈圆形，核仁明显，胞质丰富，嗜碱性，含细小嗜天青颗粒。

见图 B6-8。

细胞化学 / 免疫表型：

（1）原始单核细胞和幼单核细胞非特异性酯酶 α- 乙酸萘酚酯酶呈强阳性。大多数原始单核细胞髓过氧化物酶阴性。

（2）细胞表面标记随患者年龄而异。儿童表达粒系标记，而成人表达单核系标记。

1）粒系标记：HLA-DR$^+$、CD33$^+$、CD65$^+$、CD4$^+$、CD13$^-$、CD14$^-$、CD34$^-$。

2）单核系标记：CD4$^+$、CD11b$^+$、CD11c$^+$、CD14$^+$、CD36$^+$、CD64$^+$、CD34$^-$、CD117$^-$。

6.AML 伴 t（6；9）（p23；q34）

AML 伴 t（6；9）（p23；q34）中儿童发病的中位年龄为 13 岁，成人发病中位年龄为 35 岁。AML 伴 t（6；9）（p23；q34）的原始细胞具有单核细胞特征，但嗜碱性粒细胞增多和多系发育异常更常见。患者常伴全血细胞减少，白细胞中位数为 $12×10^9/L$。

外周血和骨髓涂片中嗜碱性粒细胞增多病例占比为 44% ～ 62%，大多数病例有粒系和红系发育异常。

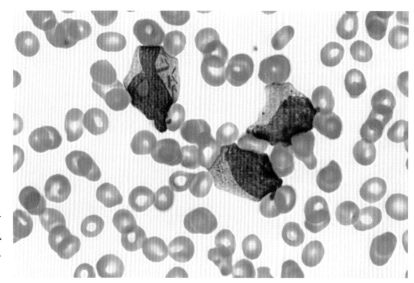

图 B6-4
APL 伴 t（15；17）（q22；q12）：患者外周血涂片可见异常早幼粒细胞，胞质充满粗大嗜天青颗粒和 Auer 小体（×1 000）

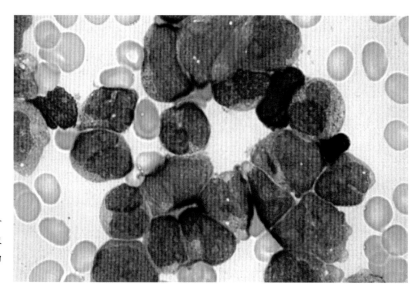

图 B6-5
APL 伴 t（15；17）（q22；q12）：患者骨髓涂片可见早幼粒细胞，胞质含束状或"柴捆样"Auer 小体。大多早幼粒细胞的胞核分两叶，或呈肾形（×1 000）

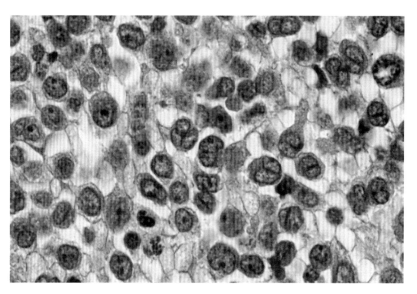

图 B6-6
APL 伴 t（15；17）（q22；q12）：患者骨髓活检可见双叶核异常的早幼粒细胞大量浸润（H-E 染色，×1 000）

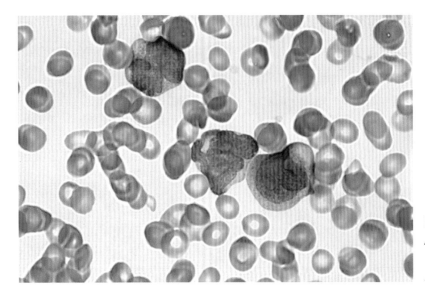

图 B6-7
APL 伴 t（5；17）（q35；q12）变异型：
患者外周血涂片可见双叶核早幼粒细胞，但胞质颗粒减少（×1 000）

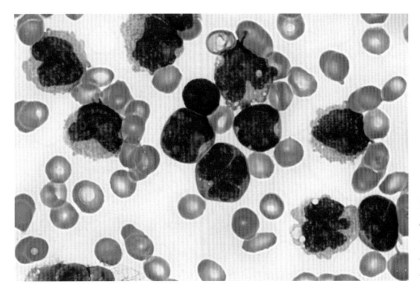

图 B6-8
AML 伴 t（9；11）（p22；q23）：患者外周血涂片可见原始细胞，形似粒单核细胞。胞核呈圆形或扭曲折叠，核仁明显，胞质丰富且嗜碱性（×1 000）

细胞化学 / 免疫表型：

（1）原始细胞髓过氧化物酶染色阳性。

（2）HLA-DR$^+$、CD13$^+$、CD33$^+$、CD38$^+$、CD15$^+$、CD117$^+$ 和 CD34$^+$（粒系标记）；CD64$^+$（单核系标记）。

7. AML 伴 inv（3）（q21 q26.2）或 t（3；3）（q21；q26.2）

AML 伴 inv（3）（q21 q26.2）或 t（3；3）（q21；q26.2）最常见于成人，可原发，也可继发于 MDS。外周血涂片可见中性粒细胞颗粒减少、Pelger 样核，伴或不伴原始细胞，体积增大和巨大的少颗粒血小板，红细胞形态变化轻微。

见图 B6-9。

免疫表型：

（1）HLA-DR$^+$、CD13$^+$、CD33$^+$、CD38$^+$、CD34$^+$。

（2）部分病例异常表达 CD7，少部分病例可表达巨核细胞标记 CD41 和 CD61。

8. AML 伴 t（1；22）（p13；q13）

AML 伴 t（1；22）（p13；q13）骨髓表现为巨核系发育。其占 AML 病例的 1% 以下，常见于唐氏综合征婴儿。原发性 AML 常发生于出生后 6 个月的婴幼儿。患者常表现为贫血、血小板减少和白细胞计数增多。

AML 伴 t（1；22）（p13；q13）的原始细胞形态与 AML（非特定类型）中急性巨核细胞白血病的原始细胞类似。胞体大小中等或大；胞核圆形，染色质细致，1～3 个核仁；胞质嗜碱性，有典型突起。骨髓细胞明显增生，网硬蛋白增多和胶原纤维化，骨髓常出现干抽。

见图 B6-10、图 B6-11。

细胞化学/免疫表型：

（1）原始细胞髓过氧化物酶阴性。

（2）CD41$^+$（糖蛋白Ⅱb/Ⅲa）和 CD61$^+$（糖蛋白Ⅲa）。

（3）CD13$^+$、CD33$^+$、CD45$^-$、HLA-DR$^-$、CD36$^+$。

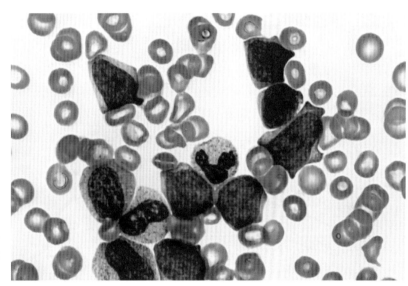

图 B6-9
AML 伴 inv（3）（q21 q26.2）：患者外周血涂片可见典型原始粒细胞，伴颗粒减少和 Pelger 样核（×1 000）

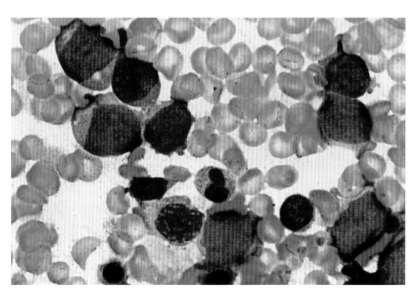

图 B6-10
AML 伴 t（1；22）（p13；q13）：患者骨髓涂片可见大的原始细胞浸润，染色质细致，胞质嗜碱性，伴出芽状突起等原始巨核细胞特征（×1 000）

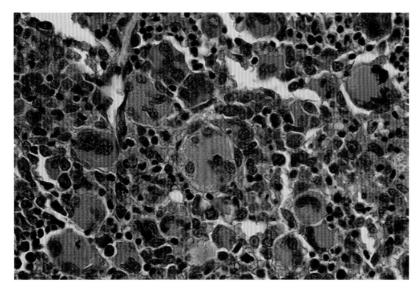

图 B6-11

AML 伴 t（1；22）（p13；q13）：患者骨髓活检显示细胞明显增生，原始巨核细胞大量浸润，骨髓常出现干抽（×400）

二、急性髓系白血病伴骨髓增生异常相关改变

老年人中，AML 伴骨髓增生异常相关改变的首发表现为重度全血细胞减少。外周血涂片和骨髓涂片可见细胞发育异常。至少两系出现 50% 以上细胞发育异常。粒系发育异常是中性粒细胞颗粒减少或无颗粒，胞核分叶减少，伴假性 Pelger-Huët 畸形或 Pelger 样变化，胞核呈圆形、不分叶。红系发育异常是红细胞巨幼样变、核碎裂和多核。骨髓涂片可见环状铁粒幼细胞。巨核系发育异常常见核分叶减少的小巨核细胞，单圆核的正常大小的巨核细胞和多叶核的大巨核细胞。

见图 B6-12。

1. 细胞遗传学

细胞遗传学变化累及的染色体与 MDS 相同。核型常复杂伴染色体异常，包括 -5/del（5q）、-7/del（7q）、del（20q）、+8、i（17p）、-13/del（13q）、del（11q）和 12p 重排。

2. 免疫表型

免疫表型有 TdT$^+$、CD7$^+$、CD13$^+$、CD33$^+$、CD34$^+$、CD56$^{-/+}$。

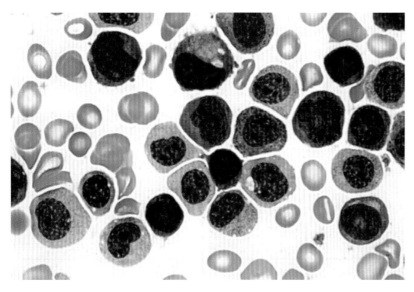

图 B6-12

AML 伴骨髓增生异常相关改变：患者骨髓涂片可见粒系发育异常和红系发育异常，伴原始细胞增多（×1 000）

三、治疗相关髓系肿瘤

治疗相关髓系肿瘤包括治疗相关急性髓系白血病（therapy-related acute myeloid leukaemia，t-AML）、治疗相关骨髓增生异常综合征（therapy-related myelodysplastic syndrome，t-MDS）和治疗相关骨髓增生异常综合征 / 骨髓增殖性肿瘤（therapy-related myelodysplastic syndrome/myeloproliferative neoplasm，t-MDS/MPN），可见于使用细胞毒性化疗药物和（或）放疗后。细胞毒性化疗药物包括烷化剂和拓扑异构酶Ⅱ抑制剂，这两种药物都用于治疗初始肿瘤或非肿瘤性疾病。上述 3 种髓系肿瘤为一组独特的临床综合征。

t-AML、t-MDS 和 t-MDS/MPN 占 AML、MDS 和 MDS/MPN 病例的 10% ～ 20%。其发病率取决于接受细胞毒性化疗药物患者的年龄、潜在肿瘤和治疗方式。接受烷化剂或放疗患者该病的发病率随年龄的增大而升高，而接受拓扑异构酶Ⅱ抑制剂患者该病的发病率在所有年龄组相同。

患者接受烷化剂或放疗治疗 5 ～ 10 年后可出现 t-AML、t-MDS 和 t-MDS/MPN。骨髓涂片最初表现为单系或全血细胞减少，伴三系发育不良，随后转化为急性白血病。中性粒细胞的胞核分叶减少，胞质颗粒减少。25% 病例嗜碱性粒细胞数量增加。此类患者红细胞呈巨幼样变，伴核碎裂和多核。60% 以上病例出现环状铁粒幼细胞。约 25% 病例出现巨核细胞发育不良，伴分叶减少或分叶增多。应根据原始细胞数量和环状铁粒幼细胞对 MDS 进行合理分类。少数患者起病就表现为急性白血病。

患者接受拓扑异构酶Ⅱ抑制剂治疗 1 ～ 5 年后可出现 t-AML、t-MDS 和 t-MDS/MPN。此类患者总表现出明显急性白血病症状。鬼臼毒素、依托泊苷、替尼泊苷是主要致病药物，但也有蒽环类、阿霉素和表柔比星作为致病因素的报道。

患者接受拓扑异构酶Ⅱ抑制剂治疗后出现的 AML 常为单核细胞或粒单核细胞性 AML，常无 MDS 过程；而发生急性早幼粒细胞白血病、急性巨核细胞白血病和 ALL 则罕见。

见图 B6-13。

1. 细胞遗传学

90% 病例有细胞遗传学异常。

（1）接受烷化剂或放疗患者：患者烷化剂和放疗后所见的细胞遗传学变化与 AML 伴骨髓增生异常相关改变和原发性 MDS 相似。细胞遗传学异常通常为染色体不平衡易位。最常见染色体

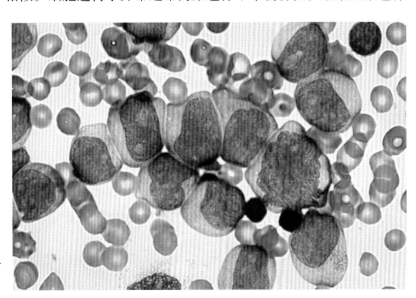

图 B6-13

治疗相关髓系肿瘤：患者骨髓涂片可见大量原始单核细胞浸润（×1 000）

异常表现包括 -5/del（5q）、-7/del（7q），并伴一个或多个染色体异常，包括 del（13q）、del（20q）、del（11q）、del（3p）、-17、-18、-21、+8。

（2）接受拓扑异构酶Ⅱ抑制剂治疗患者：常为染色体平衡易位，累及 11q23 重排，包括 t（11；19）（q23；p13）和 t（9；11）（p22；q23）。

如发生 ALL 可见 t（4；11）（q21；q23）易位，也可见 22q12 重排 [如 t（8；21）（q22；q22）、t（3；21）（q26.2；q22.1）] 及其他典型的 AML 染色体易位 [如 t（15；17）（q22；q12）和 inv（16）（p13.1 q22）]。

2. 免疫表型

（1）t-AML、t-MDS 或 t-MDS/MPN 无特异免疫表型。标志物反映了 MDS、MDS/MPN 和原发性急性白血病外周血和骨髓涂片形态学变化。

（2）CD7$^{-/+}$、CD13$^+$、CD33$^+$、CD34$^+$、CD56$^{-/+}$。

四、急性髓系白血病（非特定类型）

1. AML 伴微分化型

AML 伴微分化型可见于所有年龄组，但多数是婴儿或老年人。原始细胞无髓系分化证据。形态学上，原始细胞大小中等，核质比高，核稍凹陷，染色质细致，有 1 ～ 2 个核仁，胞质嗜碱性，无颗粒。原始细胞髓过氧化物酶、苏丹黑 B 和氯乙酸 AS-D 萘酚酯酶染色阳性率小于 3%。

见图 B6-14、图 B6-15。

（1）细胞遗传学：常伴非特异性染色体异常。染色体异常包括 -5/del（5q）、-7/del（7q）、+8 和 del（11q）。大多数病例可见 *RUNX1* 基因和 FMS 样酪氨酸激酶 3（FMS-like tyrosine kinase 3，*FLT3*）基因突变。

（2）免疫表型：HLA-DR$^+$、CD13$^+$、CD33$^+$、CD38$^+$、CD34$^+$、CD117$^+$。

2. AML 伴未成熟型

AML 伴未成熟型可见于所有年龄组，但大多数是成年人，中位年龄为 46 岁。原始细胞核质比高，胞核呈圆形，染色质细致，有 1 个或多个明显核仁；胞质嗜碱性，无颗粒，可见 Auer 小体或至少 3% 原始细胞髓过氧化物酶染色阳性或苏丹黑 B 染色阳性。

见图 B6-16 ～图 B6-19。

（1）细胞遗传学：无特异性染色体异常。

（2）免疫表型：HLA-DR$^{+/-}$、CD13$^+$、CD33$^+$、CD34$^{+/-}$、CD117$^+$、CD15$^-$。

3. AML 伴成熟型

AML 伴成熟型可见于年轻人和老年人。原始细胞有核仁、胞质量不等，常含许多嗜天青颗粒。早幼粒细胞、中幼粒细胞和中性粒细胞至少占骨髓细胞的 10%。中性粒细胞出现不同程度发育异常，如核分叶异常和颗粒减少。罕见病例中，细胞发育异常可累及嗜酸性粒细胞，嗜碱性粒细胞也可增加。

见图 B6-20 ～图 B6-23。

（1）细胞遗传学：无特异性染色体异常。

（2）免疫表型：HLA-DR$^{-/+}$、CD13$^+$、CD11b$^+$、CD15$^+$、CD33$^+$、CD34$^{-/+}$、CD117$^{-/+}$。

4. 急性粒单核细胞白血病

急性粒单核细胞白血病可见于所有年龄组，但最常见于老年人，中位年龄为 50 岁。急性粒单核细胞白血病的特点是骨髓和外周血涂片可见各种比例的粒细胞和单核细胞。骨髓涂片可见至少 20% 的原始细胞。中性粒细胞和幼粒细胞、单核细胞和单核系前体细胞至少各占骨髓细胞的 20%。外周血涂片可见单核细胞数量增多，达到 5×10^9/L 甚至更高。

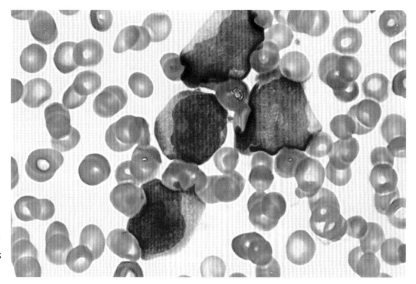

图 B6-14
AML 伴微分化型：患者外周血涂片可见未分化的原始细胞，核质比高，胞核呈圆形，染色质细致，可见核仁；胞质嗜碱性、无颗粒（×1 000）

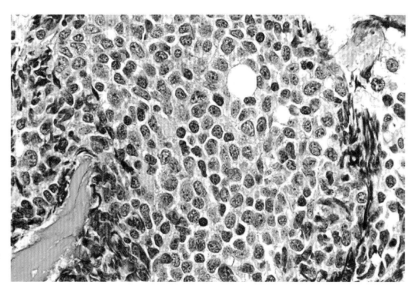

图 B6-15
AML 伴微分化型：上述 B6-14 患者的骨髓活检（H-E 染色，×400）

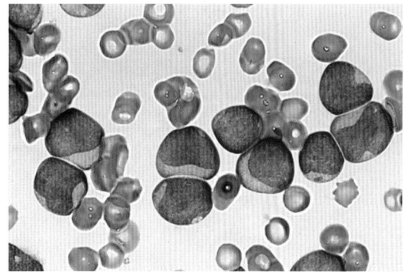

图 B6-16
AML 伴未成熟型：患者外周血涂片可见原始细胞，核质比高，胞核呈圆形，染色质细致，可见核仁；胞质嗜碱性，无颗粒，偶见 Auer 小体。Auer 小体由初级（嗜天青）颗粒组成，见于原始粒细胞，但不见于原始淋巴细胞，因此，出现 Auer 小体可用于髓系白血病和淋系急性白血病的鉴别（×1 000）

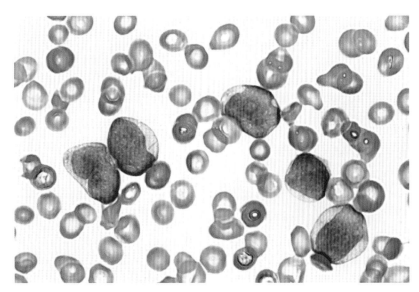

图 B6-17
AML 伴未成熟型：患者外周血涂片可见原始细胞，细胞形态特点与图 B6-16 患者相同（×1 000）

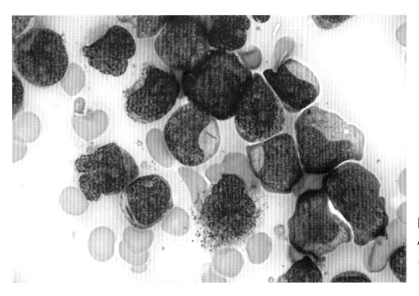

图 B6-18
AML 伴未成熟型：患者骨髓涂片可见典型原始细胞，部分含 Auer 小体（×1 000）

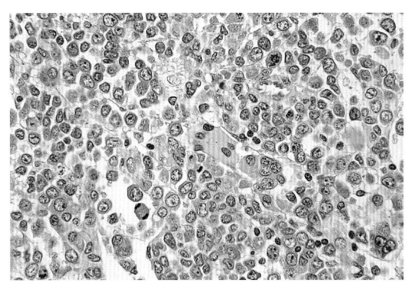

图 B6-19
AML 伴未成熟型：患者骨髓活检显示原始细胞呈均一性浸润（H-E 染色，×400）

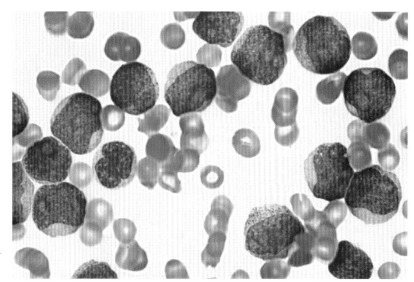

图 B6-20

AML 伴成熟型：患者外周血涂片可见原始细胞，可有或无嗜天青颗粒，嗜天青颗粒是细胞成熟的一个特征（×1 000）

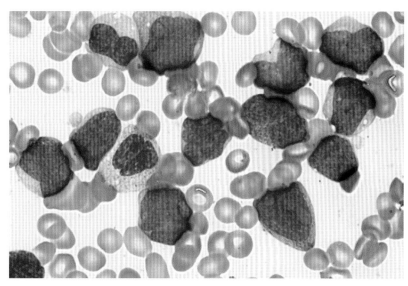

图 B6-21

AML 伴成熟型：患者骨髓涂片可见原始粒细胞和早幼粒细胞浸润（×1 000）

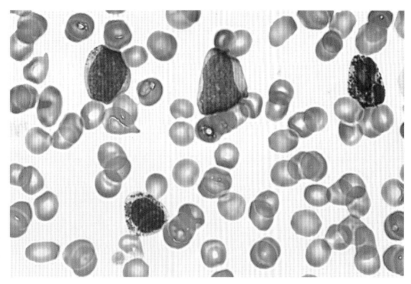

图 B6-22

AML 伴成熟型：患者外周血涂片可见原始粒细胞和早幼粒细胞，伴嗜碱性粒细胞增多（×1 000）

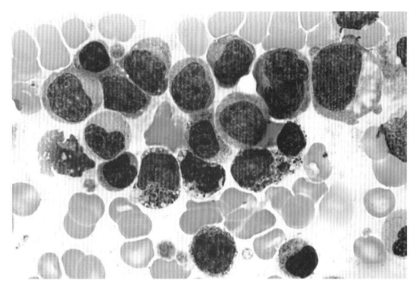

图 B6-23
AML 伴成熟型：患者可见原始粒细胞和嗜碱性粒细胞浸润骨髓（×1 000）

急性粒单核细胞白血病中，原始单核细胞的胞核呈圆形，染色质细致，有 1～2 个明显核仁；胞质嗜碱性，无颗粒。幼单核细胞胞核出现部分成熟分化，胞核有凹陷，常含核仁；胞质呈蓝灰色，含少量细小嗜天青颗粒和空泡。

急性粒单核细胞白血病中，至少 3% 原始细胞（原始粒细胞）髓过氧化物酶染色阳性。原始单核细胞、幼单核细胞和单核细胞 α- 乙酸萘酚酯酶染色阳性。

见图 B6-24 ～图 B6-28。

（1）细胞遗传学：大多数病例存在非特异性髓系相关染色体异常（如 +8）。

（2）免疫表型

1）粒系标记：CD13$^+$、CD33$^+$、CD15$^+$、CD65$^+$、CD34$^{+/-}$。

2）单核系标记：CD4$^+$、CD11b$^+$、CD11c$^+$、CD14$^+$、CD36$^+$、CD64$^+$。

5. 急性原始单核细胞白血病和急性单核细胞白血病

急性原始单核细胞白血病和急性单核细胞白血病可见于所有年龄组，但年轻人最常见。急性原始单核细胞白血病和急性单核细胞白血病都是髓系白血病，急性原始单核细胞白血病的特征是骨髓或外周血中至少 80% 的细胞为原始单核细胞，急性单核细胞白血病的特征是骨髓或外周血中至少 80% 的细胞为幼单核细胞和单核细胞。

原始单核细胞胞核呈圆形，染色质细致，有 1～2 个明显核仁；胞质嗜碱性，无颗粒；幼单核细胞胞核出现部分成熟分化，胞核有凹陷，常含核仁，胞质呈蓝灰色，含少量细小嗜天青颗粒和空泡。

原始单核细胞和幼单核细胞常 α- 乙酸萘酚酯酶染色阳性。10% ～ 20% 病例 α- 乙酸萘酚酯酶染色阴性或弱阳性。免疫表型是诊断所必需的。

见图 B6-29 ～图 B6-32。

（1）细胞遗传学：通常多数病例存在非特异性染色体异常。急性单核细胞白血病和急性粒单核细胞白血病可出现 t（8；16）（p11.2；p13.3）。

（2）细胞化学 / 免疫表型

1）α- 乙酸萘酚酯酶染色阳性。

2）粒系标记：CD13$^+$、CD33$^+$、CD15$^+$、CD65$^+$、CD34$^-$、CD117$^+$。

3）单核系标记：CD4$^+$、CD11b$^+$、CD11c$^+$、CD14$^+$、CD36$^+$、CD64$^+$、CD68$^+$。

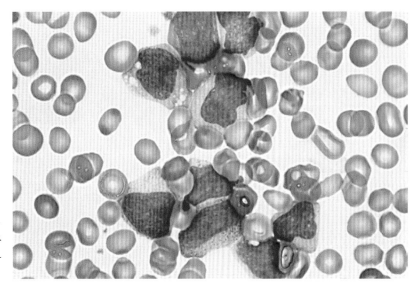

图 B6-24
急性粒单核细胞白血病：患者外周血涂片可见粒系前体细胞和单核系前体细胞（×1 000）

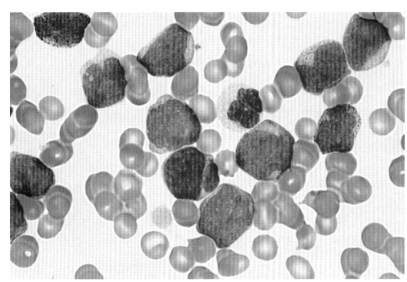

图 B6-25
急性粒单核细胞白血病：患者外周血涂片可见粒系前体细胞和单核系前体细胞（×1 000）

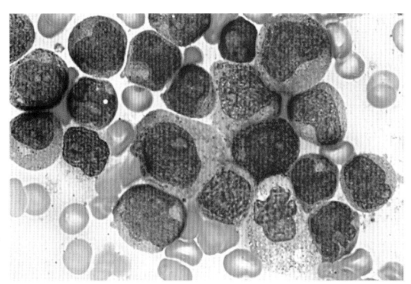

图 B6-26
急性粒单核细胞白血病：患者骨髓涂片可见粒系前体细胞和单核系前体细胞（×1 000）

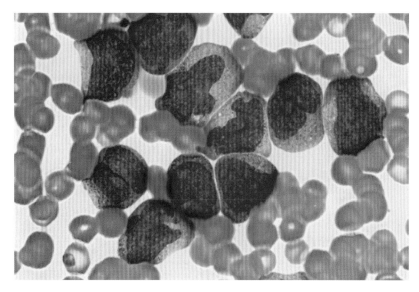

图 B6-27
急性粒单核细胞白血病：患者骨髓涂片可见粒系前体细胞和单核系前体细胞（×1 000）

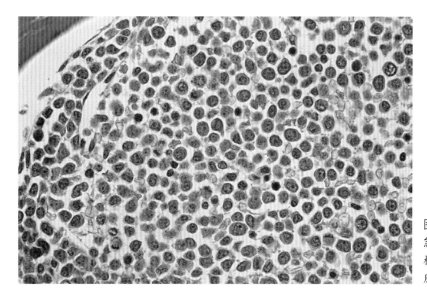

图 B6-28
急性粒单核细胞白血病：患者骨髓活检可见粒系前体细胞和单核系前体细胞大量浸润（×400）

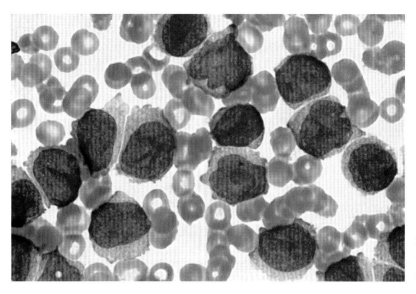

图 B6-29
急性原始单核细胞白血病：患者骨髓涂片可见均一的未分化原始单核细胞群（×1 000）

图 B6-30
急性原始单核细胞白血病：患者外周血涂片可见原始单核细胞，胞核呈圆形，染色质细致，核仁明显，胞质嗜碱性且无颗粒（×1 000）

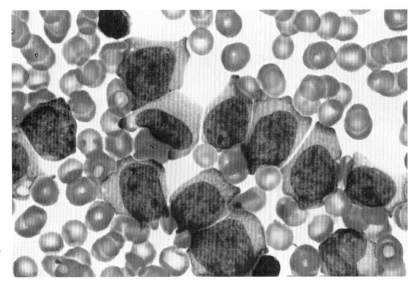

图 B6-31
急性原始单核细胞白血病：患者骨髓涂片可见大量原始单核细胞浸润（×1 000）

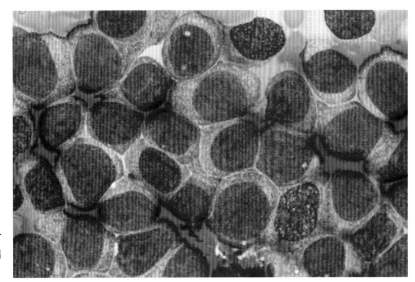

图 B6-32
急性单核细胞白血病：患者骨髓涂片可见单核细胞和幼单核细胞数量增多（×1 000）

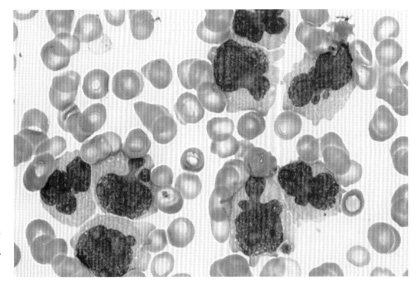

6. 急性红白血病

急性红白血病的特点是骨髓中幼红细胞明显增多。红白血病可发病于所有年龄组，包括儿童。其根据骨髓中的髓系成分分为两类。

（1）红白血病（红系/粒系）[①]：是 AML 伴明显红系分化。骨髓涂片至少 50% 的有核细胞是幼红细胞，至少 20% 的非红系细胞是原始粒细胞。红白血病可见于红系细胞成熟的各个阶段。幼红细胞可见明显发育异常，胞核呈巨幼样改变伴双核或多核。原始粒细胞形态与 AML（非特定类型）其他类型（急性早幼粒细胞白血病形态外）的原始细胞形态相同。

幼红细胞 PAS 染色阳性和糖蛋白 A 染色阳性；原始粒细胞髓过氧化物酶染色阳性，苏丹黑 B 染色阳性。

见图 B6-33 ～图 B6-36。

1）细胞遗传学

A. 无特异性染色体异常。

B. 常伴高度复杂核型，伴 -5/del（5q）、-7/del（7q）、+8 等多种染色体结构异常。

2）细胞化学/免疫表型

A. 原红细胞糖蛋白 A 染色阳性和 PAS 染色阳性。

B. HLA-DR$^{+/-}$、CD13$^+$、CD33$^+$、CD34$^{+/-}$、CD71$^{-/+}$。

（2）纯红细胞白血病：是指骨髓中 80% 以上幼红细胞肿瘤性增生，无原始粒细胞证据。原始红细胞胞体中至大均可见，胞质强嗜碱性，胞核呈圆形，染色质细致，有 1 ～ 2 个核仁。高度分化的幼红细胞糖蛋白 A 染色阳性。

见图 B6-37、图 B6-38。

1）细胞遗传学

A. 无特异性染色体异常。

B. 常伴高度复杂核型，伴 -5/del（5q）、-7/del（7q）、+8 等多种染色体结构异常。

2）细胞化学/免疫表型

A. 高度分化的原始红细胞糖蛋白 A 染色阳性和 PAS 染色阳性。

B. HLA-DR$^-$、CD34$^-$、CD117$^+$、CD71$^+$。

7. 急性巨核细胞白血病

急性巨核细胞白血病是一种急性白血病，至少 50% 的原始细胞是原始巨核细胞，可见于成人和儿童，发病于儿童时常伴唐氏综合征。原始巨核细胞的胞体中至大均可见，胞核呈圆形，染色质细致，1 ～ 3 个核仁，胞质嗜碱性、无颗粒、呈泡状和有伪足。偶见小原始巨核细胞，核质比高，形似原始淋巴细胞。外周血涂片可见巨核细胞碎片。骨髓常因纤维化而出现干抽。

见图 B6-39、图 B6-40。

（1）细胞遗传学：无特异性染色体异常。

（2）免疫表型

1）HLA-DR$^-$、CD13$^-$、CD33$^{+/-}$、CD34$^-$、CD41$^+$、CD45$^-$、CD61$^+$。

2）需要注意的是，CD41 为糖蛋白Ⅱb/Ⅲa 的标志物，CD 61 为糖蛋白Ⅲa 的标志物。

[①] 译者注：2016 年，《造血和淋巴组织肿瘤 WHO 分类》(第四版) 取消了红白血病这一亚型。

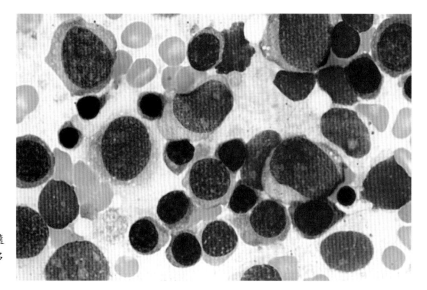

图 B6-33

红白血病（红系 / 粒系）：患者骨髓涂片可见幼红细胞和原始粒细胞增多（×1 000）

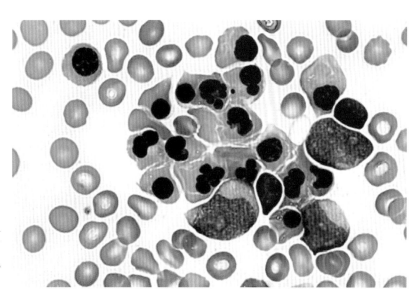

图 B6-34

红白血病（红系 / 粒系）：患者骨髓涂片可见许多原始粒细胞、核质发育明显不同步，以及核出芽的幼红细胞（×1 000）

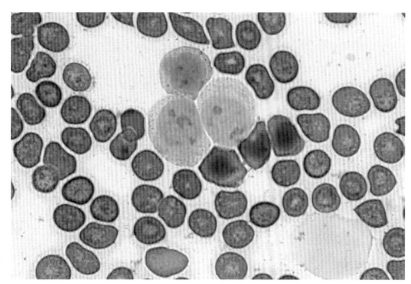

图 B6-35

红白血病（红系 / 粒系）：患者骨髓涂片经转铁蛋白受体和糖蛋白 A 染色后幼红细胞呈阳性，原始粒细胞呈阴性（×1 000）

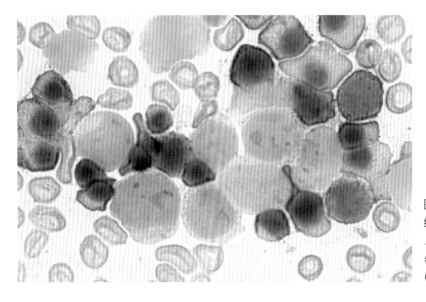

图 B6-36
红白血病（红系／粒系）：患者骨髓涂片经转铁蛋白受体和糖蛋白 A 染色后，幼红细胞呈阳性，原始粒细胞呈阴性（×1 000）

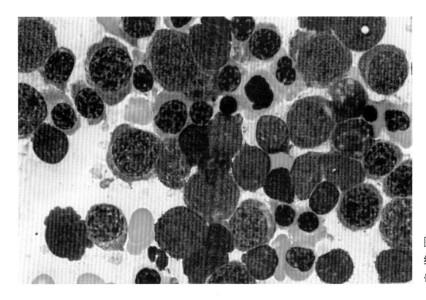

图 B6-37
红白血病（纯红细胞白血病）：患者骨髓涂片可见幼红细胞浸润（×1 000）

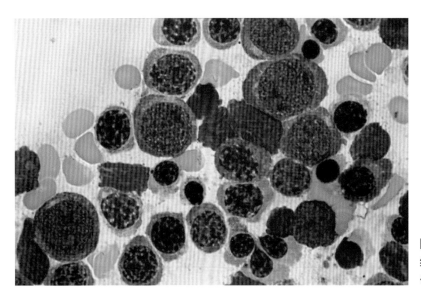

图 B6-38
红白血病（纯红细胞白血病）：患者骨髓涂片可见幼红细胞浸润（×1 000）

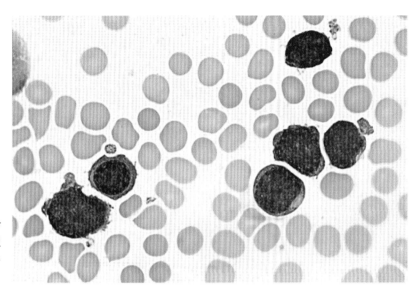

图 B6-39
急性巨核细胞白血病：患者外周血涂片可见原始巨核细胞，伴胞质瘤状突起。突起胞质若脱离，则会导致血小板计数假性增多（×1 000）

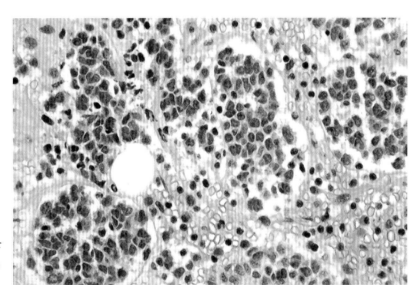

图 B6-40
急性巨核细胞白血病：患者骨髓活检可见原始巨核细胞浸润（H-E 染色，×400）

8. 急性嗜碱粒细胞白血病

急性嗜碱粒细胞白血病是一种非常罕见的白血病，以终末期白血病形式出现，在所有慢性髓细胞白血病中的占比不到 1%。其增殖细胞是嗜碱性粒细胞。外周血涂片罕见成熟嗜碱性粒细胞，多为幼稚嗜碱性粒细胞，伴或不伴原始细胞。原始细胞核质比高；胞核呈圆形、椭圆形，双核，染色质疏松，有 1～3 个核仁；胞质嗜碱性，含粗大嗜碱性和（或）含肥大细胞样的大颗粒。

见图 B6-41。

（1）细胞遗传学：无特异性染色体异常。

（2）免疫表型：HLA-DR$^+$、CD13$^+$、CD33$^+$、CD123$^+$、CD11b$^+$、CD34$^+$、CD117$^-$。

9. 急性全髓增殖症伴骨髓纤维化

急性全髓增殖症伴骨髓纤维化累及 3 个细胞系增殖异常，常伴骨髓纤维化。急性全髓增殖症主要见于成人，但也可见于儿童。与慢性特发性骨髓纤维化不同，急性全髓增殖症伴骨髓纤维化患者表现为全血细胞明显减少，不伴脾大。血涂片上少见泪滴形红细胞，可见幼粒细胞发育异常和异常血小板。

骨髓常因纤维组织浸润而出现干抽。如能获得骨髓，通常表现为三系明显增生。巨核细胞明显发育异常，胞质嗜酸性，胞核体积或大或小，分叶减少。巨核细胞 PAS 染色阳性，髓过氧化物酶染色阳性。

见图 B6-42～图 B6-44。

（1）细胞遗传学：常异常，但无特异性。

（2）免疫表型：CD13$^+$、CD33$^+$、CD41$^+$、CD61$^+$、CD117$^+$、CD34$^+$。

五、髓系肉瘤

髓系肉瘤是由髓系细胞病变引起的，发生在骨或髓外部位，可先于髓系白血病或其他骨髓增殖或 MDS 出现，也可与这些疾病同时发生。最常见的髓系肉瘤是粒细胞肉瘤，由原始粒细胞、中性粒细胞和幼粒细胞组成；少见原始单核细胞肉瘤。根据髓系成熟程度将髓系肉瘤分为 3 种类型。

1. 原始细胞型

原始细胞型主要由原始粒细胞组成。

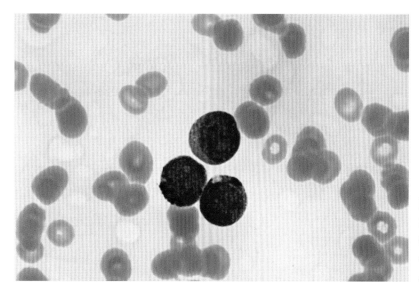

图 B6-41

急性嗜碱粒细胞白血病：患者外周血涂片可见 1 个原始粒细胞，2 个嗜碱性粒细胞前体细胞，胞质充满肥大细胞样大颗粒（×1 000）

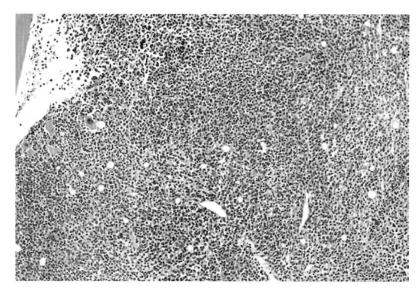

图 B6-42

急性全髓增殖症伴骨髓纤维化：患者骨髓活检可见细胞明显增生，三系均明显增生（H-E 染色，×100）

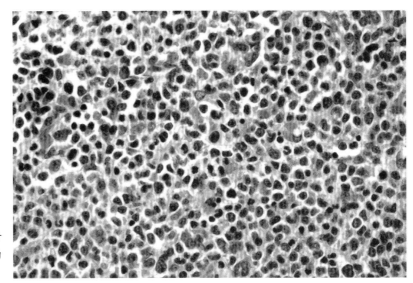

图 B6-43

急性全髓增殖症伴骨髓纤维化：患者
骨髓活检可见细胞明显增生，三系均
明显增生（H-E 染色，×400）

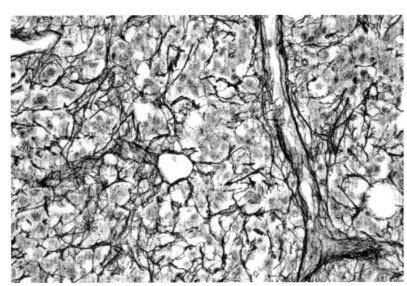

图 B6-44

急性全髓增殖症伴骨髓纤维化：患者
骨髓活检网状蛋白染色可见致密的纤
维组织浸润骨髓（×400）

2. 未成熟型

未成熟型主要由原始粒细胞和早幼粒细胞组成。

3. 分化型

分化型主要由早幼粒细胞、中幼粒细胞和中性粒细胞组成。细胞化学染色可在肿瘤印片上进行，以确定细胞系。

见图 B6-45、图 B6-46。

1. 细胞遗传学

（1）55% 病例检出染色体异常：包括 -7、+8、11q23（MLL 基因）重排、inv（16）、+4、-16、16q-、5q-、20q- 和 +11。

（2）t（8；21）（q22；q22）多见于儿童，成人少见。

2. 细胞化学 / 免疫表型

（1）粒细胞肉瘤髓过氧化物酶、氯乙酸 AS-D 萘酚酯酶染色阳性，单核细胞肉瘤 α- 萘酚酯酶染色阳性。

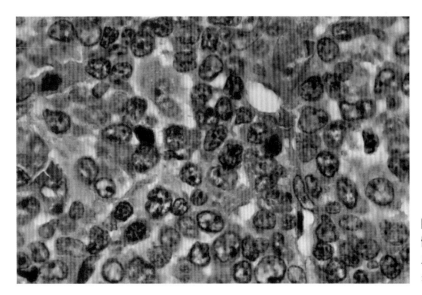

图 B6-45

髓系肉瘤：1例肾脏髓系肉瘤（原始细胞型）患者肾脏活检切片可见原始粒细胞浸润（H-E 染色，×1 000）

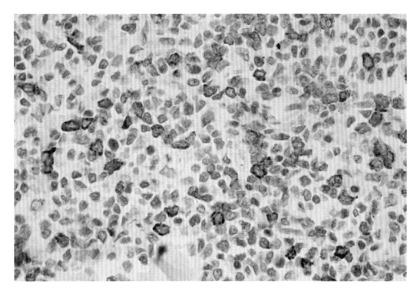

图 B6-46

髓系肉瘤：上述肾脏髓系肉瘤患者肾脏活检切片髓过氧化物酶染色可见原始粒细胞阳性（×400）

（2）粒系标记：CD13$^+$、CD33$^+$、CD117$^+$。

（3）单核系标记：CD11c$^+$、CD14$^+$、CD163$^+$。

六、唐氏综合征相关骨髓增殖

1. 短暂性髓系造血异常

短暂性髓系造血异常在本书第三章讨论。

2. 唐氏综合征相关髓系白血病

唐氏综合征相关髓系白血病见于 1% ～ 2% 唐氏综合征患儿，发病年龄在 3 岁以前，一般为巨核细胞白血病。患儿最初表现为血小板减少，随后出现类似于儿童难治性血细胞减少症（refractory cytopenia of childhood，RCC）的发育异常，之后进展为原始细胞增多的 MDS，最后进展为白血病。

该病原始细胞形态与巨核细胞白血病原始细胞形态类似。胞质瘤状突起是典型特征。红系发育异常伴巨幼样改变，出现双核、三核、核碎裂幼红细胞。外周血涂片和骨髓涂片也可见粒细胞发育异常。巨核细胞也存在发育异常。

见图 B6-47、图 B6-48。

（1）细胞遗传学：除唐氏综合征 +21 外，还有 +8（13 ～ 44%）、7 单体（罕见）染色体变化。

（2）免疫表型

1）唐氏综合征相关髓系白血病的原始细胞免疫表型与短暂性髓系造血异常的原始细胞免疫表型相似，但 50% 病例存在 CD 34$^-$。

2）HLA-DR$^-$、CD34$^{-/+}$、CD56$^+$、CD117$^+$、CD13$^+$、CD33$^+$、CD4$^+$、CD7$^+$、CD45$^-$、CD41$^+$、CD61$^+$、CD71$^+$。

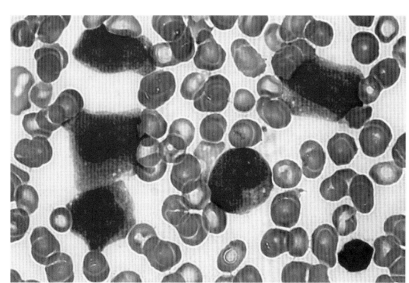

图 B6-47
唐氏综合征相关髓系白血病：患者骨髓涂片可见原始巨核细胞浸润，染色质细致，可见核仁；胞质嗜碱性，无颗粒（×1 000）

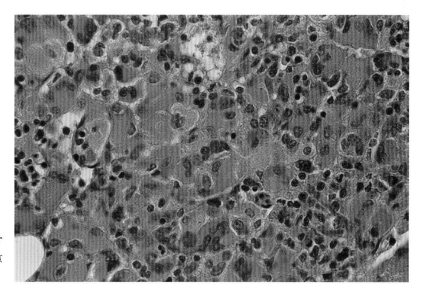

图 B6-48
唐氏综合征相关髓系白血病：患者骨髓活检可见大量原始巨核细胞和巨核细胞浸润（H-E 染色，×1 000）

七、母细胞性浆细胞样树突状细胞肿瘤。

母细胞性浆细胞样树突状细胞肿瘤是一种侵袭性很强的肿瘤，多见于老年人，中位发病年龄为 64 岁，累及皮肤、骨髓和外周血。肿瘤细胞来源于浆细胞样树突状细胞前体，伴全血细胞减少，尤其是血小板减少。10% ～ 20% 的病例伴 AML 或 CMML（避免与骨髓增生异常 / 骨髓增生性肿瘤 CMML 混淆）。

血涂片可见原始细胞中等大小，伴少量蓝灰色胞质。骨髓涂片可见发育异常的髓系细胞轻度至重度浸润，尤其是巨核细胞。

1. 细胞遗传学

（1）常见复杂核型。

（2）5q21、5q34、12p13、13q13-q21、15q 染色体改变和 9 号染色体丢失。

2. 细胞化学 / 免疫表型

（1）髓过氧化物酶和 α- 乙酸萘酚酯酶染色均阴性。

（2）$TdT^{-/+}$、$CD4^+$、$CD43^+$、$CD45RA^+$、$CD56^+$、$CD123^+$、$CD68^{+/-}$、$CD34^-$、$CD117^-$。

八、系列不明急性白血病

系列不明急性白血病是一组不能确定特定细胞系的白血病，包括急性未分化白血病（acute undifferentiated leukaemia，AUL）和混合表型急性白血病（mixed phenotype acute leukaemia，MPAL）。

混合表型急性白血病中，双系列急性白血病是有一个以上不同系别的原始细胞群体组成的白血病。双表型白血病是同一原始细胞共同表达一个以上不同系别标记的白血病。

1. 急性未分化白血病

急性未分化白血病是极罕见的急性白血病，原始细胞不表达髓系或淋系特定标记。

（1）细胞遗传学：病例太少，无法收集特异性染色体异常的数据。

（2）免疫表型：原始细胞不表达任何特定细胞系的膜标记。

2. 混合表型急性白血病伴 t（9；22）（q34；q11.2）；*BCR-ABL1* 融合基因

此型白血病符合混合表型急性白血病标准，但伴有 *BCR-ABL1* 融合基因或 Ph 染色体。

原始细胞有两群：一群类似原始淋巴细胞；另一群类似原始粒细胞。但有些病例形态学上无法区分这两群细胞。

见图 B6-49。

（1）细胞遗传学：所有混合表型急性白血病病例存在 t（9；22）（q34；q11.2）或 *BCR-ABL1* 融合基因。此外，有其他细胞遗传学异常和复杂核型。

（2）免疫表型：大多数病例原始细胞表达 B 系和髓系抗原，罕见表达 T 系和髓系抗原。

3. 混合表型急性白血病伴 t（v；11q23）；*MLL* 基因重排

此型白血病符合混合表型急性白血病标准，原始细胞可累及 *MLL* 基因重排，是极罕见的白血病，主要见于婴儿。原始细胞有两群：一群原始单核细胞；另一群原始淋巴细胞。但有些病例形态学上无法区分这两群细胞。

见图 B6-50、图 B6-51。

（1）细胞遗传学：含 11q23 的 *MLL* 基因重排，已有很多易位基因的报道，也可见其他染色体异常。

（2）免疫表型

1）淋系标记：$CD19^+$、$CD10^-$、$CD15^{+/-}$、$CD22^{+/-}$、$CD79a^{+/-}$。

2）粒系标记：$CD13^+$、$CD33^+$、$CD117^+$。

3）单核系标记：$CD11c^+$、$CD14^+$、$CD163^+$。

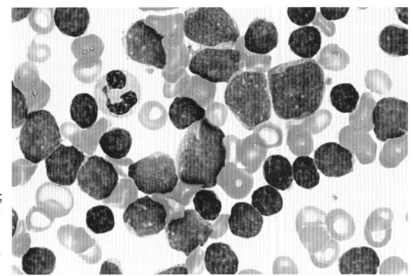

图 B6-49

混合表型急性白血病伴 t (9; 22) (q34; q11.2); *BCR-ABL1* 融合基因: 患者骨髓涂片可见两群原始细胞, 一群类似原始淋巴细胞; 另一群类似原始粒细胞 (×1 000)

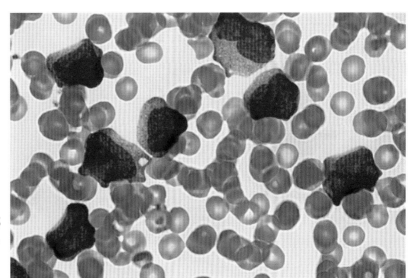

图 B6-50

混合表型急性白血病伴 t (v; 11q23); *MLL* 基因重排: 患者外周血涂片可见两群原始细胞, 即原始淋巴细胞和原始单核细胞 (×1 000)

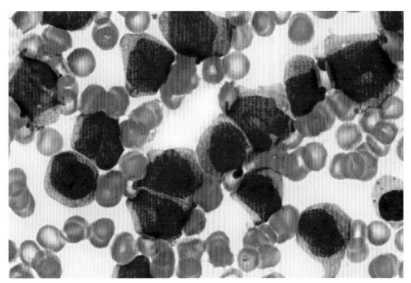

图 B6-51

混合表型急性白血病伴 t (v; 11q23); *MLL* 基因重排: 患者骨髓涂片可见一群原始细胞, 形态类似原始单核细胞 (×1 000)

4. 混合表型急性白血病，B 系 / 髓系（非特定类型）

此型白血病的原始细胞可以没有明显的形态学特征，也可以出现两群原始细胞，即原始淋巴细胞和原始粒细胞。

（1）细胞遗传学

1）细胞遗传学常异常，但无特异性改变。

2）细胞遗传学异常可包括 del（6q）、12p 重排、del（5q）和 7 号染色体异常，可见复杂核型。

（2）细胞化学 / 免疫表型

1）髓过氧化物酶染色阳性。

2）粒系标记：CD13$^+$、CD33$^+$、CD117$^+$。

3）B 细胞群表达成熟 B 细胞系标记。

5. 混合表型急性白血病，T 系 / 髓系（非特定类型）

混合表型急性白血病，T 系 / 髓系（非特定类型）是一种罕见白血病，见于儿童和成人。原始细胞可以没有明显的形态学特征如类似原始淋巴细胞，也可以出现两个原始细胞群即原始淋巴细胞和原始粒细胞。

见图 B6-52、图 B6-53。

（1）细胞遗传学：常异常，但无特异性改变。

（2）细胞化学 / 免疫表型

1）髓过氧化物酶染色阳性。

2）粒系标记：CD13$^+$、CD33$^+$、CD117$^+$。

3）T 细胞系标记：CD2、CD5 和 CD7。

6. 混合表型急性白血病（非特定类型）

在混合表型急性白血病（非特定类型）中，同一原始细胞上同时表达 T 细胞系和 B 细胞系标记。有些病例同一原始细胞同时表达 B 细胞系、T 细胞系和髓系三种标记。

（1）细胞遗传学：无特异性染色体异常。

（2）免疫表型

1）B 细胞系标记：HLA-DR$^+$、CD19$^+$、CD20$^+$、CD10$^+$、CD34$^+$、TdT$^+$。

2）T 细胞系标记：HLA-DR$^-$、CD2$^+$、CD5$^+$、CD7$^+$、cytoCD3$^+$、TdT$^+$、CD34$^-$。

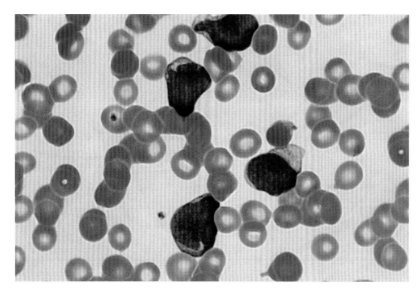

图 B6-52

混合表型急性白血病，T 系 / 髓系（非特定类型）：患者外周血涂片可见原始细胞，无明显形态的特征（×1 000）

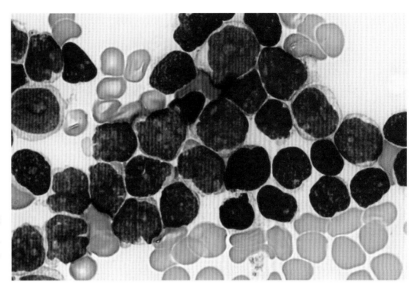

图 B6-53

混合表型急性白血病，T 系 / 髓系（非特定类型）：患者骨髓涂片可见两群原始细胞，即原始淋巴细胞和原始粒细胞（×1 000）

第三章 儿童相关血液系统疾病

脐带血

1. 红细胞

妊娠末期红细胞造血速率是成人的 3 ~ 5 倍，快速的血细胞生成速度导致细胞分裂减少，所以红细胞都是大红细胞，MCV 为 101 ~ 117 fL。同时，快速造血使幼红细胞数量增加，为成人骨髓的 12 ~ 16 倍。

脐带血可见有核红细胞数量为（1 ~ 24）/100 个白细胞，网织红细胞占比为 3% ~ 7%。

见图 C1-1。

2. 白细胞

因分娩方式不同，足月儿脐带血白细胞数和分类也不同。产道分娩婴儿的特点是中性粒细胞绝对值增加，从 4.4×10^9/L 升高到 21.0×10^9/L，这是分娩时婴儿受到产道挤压的结果；外周血可偶见晚幼粒细胞和中性杆状核粒细胞等轻度核左移表现。

大多数剖宫产新生儿或温柔分娩新生儿的白细胞计数较低，中性粒细胞和淋巴细胞比例倒置。

3. 血小板

足月儿脐带血血小板计数为（190 ~ 430）$\times 10^9$/L；血小板形态正常。

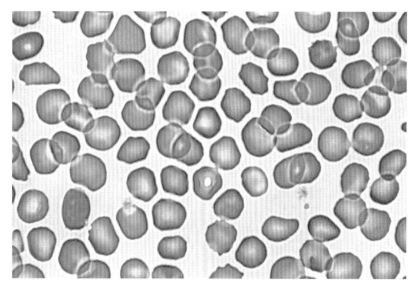

图 C1-1
足月儿脐带血血涂片可见正色素性大红细胞和网织红细胞，偶见靶形红细胞、球形红细胞和有核红细胞（×1 000）

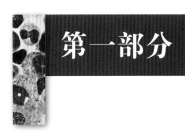

第一部分 新生儿和儿童相关红细胞疾病

一、出生时贫血

出生时贫血可能是由分娩意外或产前隐匿性出血导致。

1. 分娩意外

胎儿分娩后脐带动脉会立刻紧缩，以防止血液从婴儿流向母体；但是，此时脐带静脉仍保持扩张状态，使血液可沿重力方向流动。夹脐带时婴儿应保持在产妇水平位上下 30 cm 以内。如婴儿体位过高，血液会回流入胎盘，从而导致新生儿贫血；如婴儿体位过低，血液会从胎盘流向婴儿，从而导致婴儿体内血红蛋白过高。

剖宫产时胎盘切口意外可导致胎儿致命性大出血。

2. 产前隐匿性出血

妊娠各阶段都可能会发生胎儿母体出血，尤其是实施侵入性手术时。产前隐匿性出血同样也可发生在分娩期。Kleihauer 试验可证实母体血液中的胎儿细胞。

见图 A4-9。

双胎输血仅见于一个胎盘的同卵多胎。双胎一方红细胞增多，血红蛋白高达 300 g/L，引起高黏滞综合征和高胆红素；另一方贫血，血红蛋白低至 35 g/L，患儿苍白、虚弱，并有心力衰竭。双胎输血是渐进性的，双胎出生时体重会有明显差异。

见图 C1-2、图 C1-3。

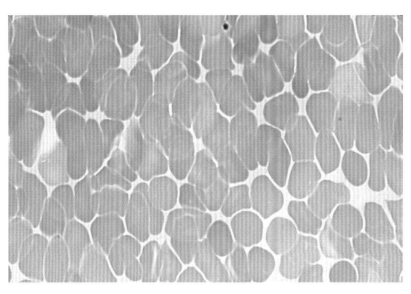

图 C1-2
双胎输血：红细胞增多胎儿血涂片血红蛋白浓度达 260 g/L（×1 000）

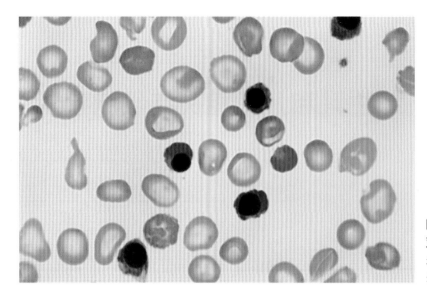

图 C1-3

双胎输血：贫血胎儿血涂片血红蛋白浓度为 39 g/L，网织红细胞和有核红细胞增多（×1 000）

颅内出血可见于极低体重早产儿。出生时贫血或出生后几天内红细胞计数、血红蛋白浓度突然降低，是颅内出血的最初临床症状。

二、出生时红细胞增多

许多临床状况可导致胎儿出生时红细胞增多，包括胎儿水肿、新生儿窒息、呼吸窘迫综合征、肺动脉高压和胎粪吸入。此时，患儿外周血涂片可见有核红细胞数量增多和血小板减少，有核红细胞计数常高达 500 ～ 800 个有核红细胞 /100 个白细胞；血红蛋白和红细胞计数正常；网织红细胞计数轻度增多，DAT 阴性。胎粪吸入的患儿，中性粒细胞出现中毒变化和核左移。

类似以上血象伴血小板减少也可能是继发性宫内感染的表现。血小板减少机制尚不明，巨核细胞数量正常或增多。此时，母亲和婴儿应同时筛检 TORCH（弓形虫、其他病毒、风疹病毒、巨细胞病毒和单纯疱疹病毒）。和梅毒一样，此类先天性感染可导致新生儿血小板减少症。

见图 C1-4。

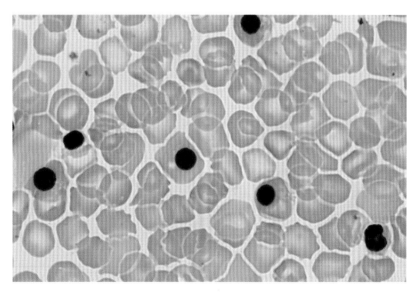

图 C1-4

红细胞增多症：新生儿外周血涂片可见有核红细胞 1 086 个 /100 个白细胞，网织红细胞计数占比 7.0%。该患儿 DAT 阴性（×1 000）

三、营养缺乏性贫血

1. 缺铁性贫血

妊娠期，铁在胎儿体内快速积聚，且胎儿铁含量增加与母体铁状态无关。母体缺铁对新生儿血红蛋白浓度或血清铁含量影响甚微。

婴儿出生后数天，铁平衡和红细胞造血速度会发生变化，这些变化与肺通气量变化一致，使红细胞生成素产生减少，红细胞造血率下降，血红蛋白浓度、MCV 和网织红细胞计数降低。红细胞破坏后释放的铁可被网状内皮系统吸收，从而使新生儿的铁储备增加。红细胞造血减少持续 $6 \sim 8$ 周后，血红蛋白浓度逐渐升高至 125 g/L，网织红细胞数量增多。铁储存应能满足 6 个月内婴儿体重翻倍的需求。随后需从饮食中吸收铁来维持正常铁平衡。6 个月到 5 岁婴幼儿的缺铁性贫血以小细胞低色素性红细胞和低铁蛋白为特征。缺铁性贫血患儿铁蛋白一直维持较低水平，直至得到足够的饮食补充。

因为血液学检测常用于异常人群筛查，所以熟悉儿童各年龄段变化可避免不必要的实验室检查。

2. 巨幼红细胞性贫血

婴儿巨幼红细胞性贫血几乎都是维生素 B_{12} 缺乏引起的。维生素 B_{12} 缺乏主要见于严格素食母亲喂养的婴儿。如维生素 B_{12} 未能及时补充，婴儿可能会出现神经症状。

因为新生儿血清和红细胞叶酸水平较高，婴儿极罕见叶酸缺乏。婴儿出生后数天，红细胞数量和血红蛋白浓度下降，叶酸水平也下降。早产儿下降更明显，尤其是喂养困难的婴儿。因此，应常规给早产儿补充叶酸以防叶酸缺乏。

四、血红蛋白病

血红蛋白病具体内容详见第一章第四部分。

五、同种免疫性溶血性贫血

同种免疫性溶血性贫血常见新生儿 ABO 和 Rh 溶血性疾病。

1. 新生儿 ABO 溶血性疾病

新生儿 ABO 溶血性疾病最发生于母亲 O 型，胎儿 A 型或 B 型的情况。新生儿 ABO 溶血性疾病主要表现为黄疸，常于出生后 24 h 内出现，与新生儿 Rh 溶血性疾病相比，其症状通常较轻。新生儿 ABO 溶血性疾病患儿血红蛋白浓度常正常，血涂片可见球形红细胞增多，背景红细胞为正色素圆形大红细胞，DAT 阴性或弱阳性。

见图 C1-5。

2. 新生儿 Rh 溶血性疾病

当致敏 Rh 阴性母亲产生抗 D 抗体进入胎儿血循环时，Rh 阳性胎儿细胞会被破坏，引起溶血，称为新生儿 Rh 溶血性疾病。此类疾病特征是黄疸、血红蛋白减少（常 < 140 g/L）、网织红细胞计数增多（> 7%，有时高达 30% ~ 40%）和有核红细胞数量增多，常超过 24 个 /100 个 WBC。

重型新生儿 Rh 溶血性疾病可见有核红细胞极度增多，DAT 强阳性。

见图 C1-6。

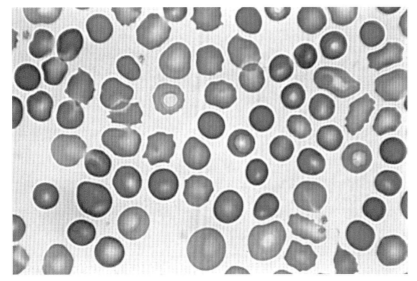

图 C1-5
新生儿 ABO 溶血性疾病患者可见球形
红细胞增多（×1 000）

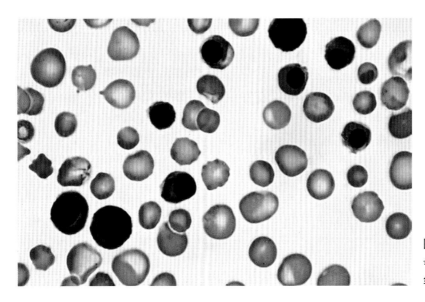

图 C1-6
新生儿 Rh 溶血性疾病患者可见有核
红细胞和网织红细胞增多（×1 000）

六、其他溶血性贫血

其他溶血性贫血具体内容详见第一章第三部分。

七、红细胞酶缺乏

1. 葡萄糖 -6- 磷酸脱氢酶缺乏

葡萄糖 -6- 磷酸脱氢酶是控制合成磷酸戊糖途径反应第一步的酶。葡萄糖 -6- 磷酸脱氢酶缺乏患者常血象正常，在服用氧化剂药物或摄入蚕豆（蚕豆病）后由氧化剂诱发。上述任何一种情况都可诱导发生溶血性贫血。在发病初期 6 ~ 24 h，患者排出深色尿液，血红蛋白浓度明显降低。血涂片可见球形红细胞、咬痕红细胞和水泡红细胞。活体染液如甲基紫、甲酚蓝或亮甲酚蓝染色显示网织红细胞增多，出现 Heinz 小体。

葡萄糖 -6- 磷酸脱氢酶缺乏常见于非洲、东南亚和地中海周边国家。

见图 A3-23、图 C1-7。

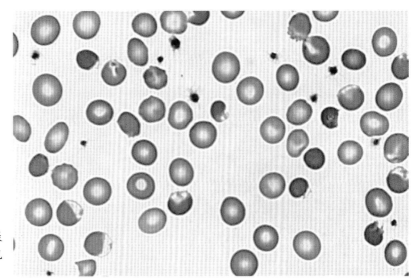

图 C1-7
葡萄糖 -6- 磷酸脱氢酶缺乏：患者摄入蚕豆（蚕豆病）后外周血涂片出现咬痕红细胞和水泡红细胞（×1 000）

2. 丙酮酸激酶缺乏

丙酮酸激酶（pyruvate kinase，PK）是糖酵解途径（Embden-Myerhof pathway）中的一种红细胞糖酵解酶。此酶缺乏常伴慢性溶血，并导致贫血、黄疸和脾大。丙酮酸激酶缺乏的临床严重程度个体差异较大。婴儿早期贫血可能很严重，经常输血才能维持生命；也可能只是轻度贫血，直到学龄前或成人才发现存在缺陷。患者一旦出现贫血，则常伴随终生，且贫血程度变化较轻微，但妊娠时，贫血程度会加重。

血涂片可见溶血性贫血血象，常伴棘形红细胞（带不规则突起的红细胞）。脾切除术后棘形红细胞明显增多。

见图 C1-8、图 C1-9。

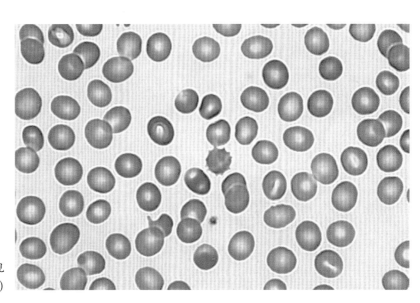

图 C1-8
丙酮酸激酶缺乏：患者外周血涂片视野中央出现 1 个棘形红细胞（×1 000）

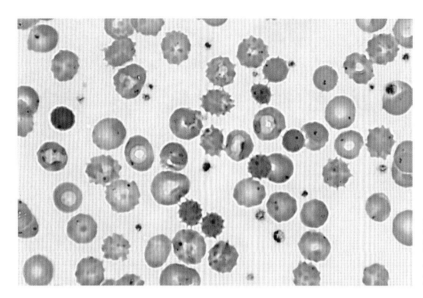

图 C1-9

丙酮酸激酶缺乏脾切除术后：患者外周血涂片可见棘形红细胞增多和脾切除术后形态学特征（×1 000）

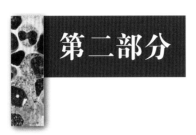

第二部分　骨髓衰竭

骨髓衰竭以骨髓三系（红细胞、粒细胞和血小板）细胞生成减少为特征，可导致外周血全血细胞减少。

骨髓衰竭分为 4 种类型：再生障碍性贫血、以全血细胞减少为特征的疾病、以单系细胞减少为特征的疾病、以幼粒及幼红细胞增多为特征的疾病。

一、再生障碍性贫血

再生障碍性贫血是骨髓衰竭的一个典型案例，以骨髓三系细胞生成减少为特征。骨髓三系细胞生成减少可引起外周血全血细胞减少，常为获得性或遗传性。重症再生障碍性贫血时，白细胞或中性粒细胞计数 $< 0.5 \times 10^9/L$，血小板计数 $< 20 \times 10^9/L$，网织红细胞计数 $< 1\%$。贫血为正细胞性或大细胞性。骨髓细胞增生减少，伴骨髓小粒减少，脂肪含量增加。

再生障碍性贫血可以是遗传性或获得性。获得性再生障碍性贫血可继发于某些药物、化学物质和病毒（如细小病毒、EB 病毒、巨细胞病毒和人类免疫缺陷病毒）。遗传性再生障碍性贫血包括范科尼贫血（Fanconi anemia，FA）、先天性角化不良和 Shwachman-Diamond 综合征。

见图 C2-1。

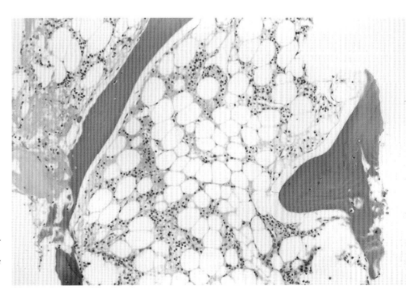

图 C2-1
再生障碍性贫血：2 岁患儿骨髓活检可
见骨髓细胞增生减少，脂肪组织增加
（×100）

二、以全血细胞减少为特征的疾病（遗传性）

1. 范科尼贫血

范科尼贫血是一种常染色体隐性遗传病，患者表现为家族性再生障碍性贫血和身体畸形。患者临床表现各异，可表现为 3 种情况：身体畸形但血液学检查结果正常、身体无畸形但血液学检查结果异常、身体畸形伴血液学检查结果异常。

范科尼贫血血液学特征是起病缓慢，骨髓逐渐衰竭。患者最初表现为血小板计数减少，后发展为中性粒细胞减少，直至贫血。红细胞常为大红细胞，MCV > 100 fL；HbF 生成增加；红细胞生成素增加。范科尼贫血早期（发展到全血细胞减少前阶段）骨髓涂片细胞明显增生。当发展至再生障碍性贫血时，骨髓细胞明显减少，脂肪量增加，造血成分减少，淋巴细胞、网状细胞、肥大细胞和浆细胞数量增加。范科尼贫血以染色体脆性异常为特征，会发生染色体自发断裂、缺口、重排、易位和核内复制。染色体脆性异常可因染色体培养时加入了双环氧丁烷（diepoxybutane，DEB）而加重。纯合子范科尼贫血患者双环氧丁烷培养时，每个细胞平均有 8.96 个断裂点，而正常个体平均只有 0.06 个断裂点。

2. 先天性角化不良

先天性角化不良（dyskeratosis congenita，DC）是发生于皮肤黏膜和造血系统的疾病。皮肤黏膜表现有 3 个特征：上身色素沉着、黏膜白斑及指甲营养不良。50% 患者在 20 岁左右造血系统可发生再生障碍性贫血，少数病例在 30 ～ 40 岁有罹患癌症倾向。

先天性角化不良有 3 种遗传方式：X 连锁隐性遗传、常染色体隐性遗传和常染色体显性遗传。

先天性角化不良血液学特征有贫血、白细胞减少和血小板减少。骨髓涂片最初细胞明显增生，后逐渐转为细胞增生减少，最终发展为再生障碍性贫血。红细胞为大红细胞，红细胞内 HbF 增多。培养时加入双环氧丁烷后，先天性角化不良染色体脆性程度不一。

见图 C2-2。

3. Shwachman-Diamond 综合征

Shwachman-Diamond 综合征（Shwachman-Diamond syndrome，SDS）是一组常染色体隐性遗传病，特征是胰腺功能不良、吸收不良、脂肪泄、发育迟缓、身材矮小和智力低下。胰腺脂肪浸润时可导致胰腺功能不全，十二指肠胰蛋白酶、淀粉酶和脂肪酶降低或缺失。

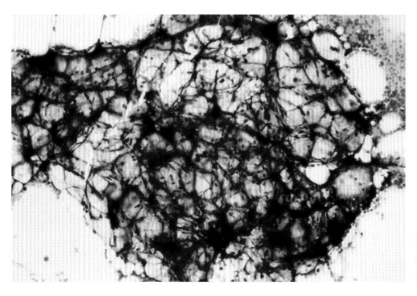

图 C2-2

先天性角化不良：12 岁患儿骨髓小粒增生减少（×100）

Shwachman-Diamond 综合征主要的血液学特征是中性粒细胞减少，有些病例会发生贫血和血小板减少。中性粒细胞减少是间歇的而不是持续的，这与皮肤感染和肺炎有关。中性粒细胞运动、迁徙和趋化功能异常可导致机体反复感染，即使无贫血也常伴 HbF 增多。骨髓涂片可见细胞增生减少，粒系成熟停滞。

染色体正常，双环氧丁烷与染色体作用后也不能使染色体断裂点增加。

三、以单系血细胞减少为特征的疾病

1. Diamond-Blackfan 贫血

Diamond-Blackfan 贫血（Diamond-Blackfan anemia，DBA）又称先天性纯红细胞再生障碍性贫血，是指先天性纯红细胞生成障碍，以 1 岁以下婴儿发病为主，罕见 6 岁以上儿童患病。Diamond-Blackfan 贫血常伴特殊身体畸形，颅面畸形包括鼻梁变平、双眼间距增宽和上唇增厚；耳聋和身材矮小也是该病特征。

Diamond-Blackfan 贫血婴儿出生时血红蛋白浓度均值为 70 g/L，甚至可低至 26 g/L；红细胞常为大红细胞；网织红细胞减少；白细胞计数和血小板计数正常；血小板功能正常；HbF 常增多且分布不均。

Diamond-Blackfan 贫血骨髓涂片可见红系细胞增生减少。粒系、巨核系细胞数量正常，但淋巴细胞增多。

Diamond-Blackfan 贫血多散发性遗传，有些病例为常染色体显性遗传，有些病例为常染色体隐性遗传。

见图 C2-3。

2. 儿童期短暂幼红细胞减少症

儿童期短暂幼红细胞减少症（transient erythroblastopenia of childhood，TEC）是一种获得性红细胞生成障碍性疾病，常见于 1 ~ 3 岁儿童，常在发病前 2 个月出现过病毒感染。这是一种自限性疾病，患者常于感染恢复期发病。

儿童期短暂幼红细胞减少症患者血红蛋白浓度为 24 ~ 110 g/L，均值为 58 g/L；网织红细胞计数 < 1%；虽然有中性粒细胞减少，但白细胞计数常正常；血小板计数常正常，除之前发生病毒感染外，一些病毒如细小病毒 B19 可使血小板计数明显降低。

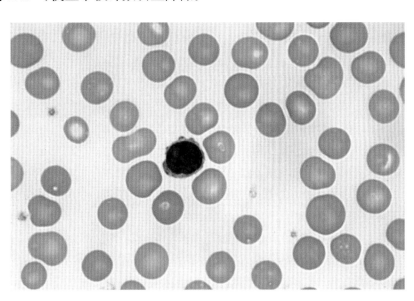

图 C2-3

Diamond-Blackfan贫血：6月婴儿患者外周血涂片，血红蛋白浓度为 46 g/L，MCV 为 124 fL（×1 000）

儿童期短暂幼红细胞减少症患者骨髓涂片可见红系细胞增生减少，红系细胞常发生成熟障碍，如在恢复期采集骨髓标本，红细胞生成可明显增加。

儿童期短暂幼红细胞减少症常在诊断后 2 个月内自愈。

见图 C2-4、图 C2-5。

3. 先天性红细胞生成异常性贫血

先天性红细胞生成异常性贫血（congential dyserythropoietic anaemia，CDA）是一种遗传性贫血，以红细胞生成异常、无效造血为特征，伴轻、中度贫血，网织红细胞无效造血。

先天性红细胞生成异常性贫血患者骨髓涂片和外周血涂片可见红系细胞特殊形态学变化。骨髓红系细胞变化包括巨幼样红细胞造血、双核和核出芽、胞质连接或胞间桥。外周血涂片可见大红细胞，伴嗜碱性点彩红细胞。

根据形态学、血清学结果可将先天性红细胞生成异常性贫血分为 3 型。

见图 C2-6。

（1）Ⅰ型先天性红细胞生成异常性贫血：为常染色体隐性遗传病。患者有脾大，轻至中度贫血。红细胞为大红细胞，平均 MCV 达 100 fL。外周血涂片可见红细胞大小不均、异形红细胞和嗜碱性点彩红细胞。骨髓涂片主要影响早期幼红细胞，可见巨幼样变、双核和胞间桥。

酸溶血试验和蔗糖溶血试验阴性。

（2）Ⅱ型先天性红细胞生成异常性贫血：又称为遗传性多核幼红细胞伴酸溶血试验阳性（hereditary erythroblastic multinuclearity with a positive acidified serum test，HEMPAS），为常染色体隐性遗传病。患者有肝脾大、黄疸，常见胆结石，轻度至中度贫血，平均 MCV 为 93 fL。外周血涂片可见大小不一的红细胞、异形红细胞、泪滴形红细胞和嗜碱性点彩红细胞。骨髓涂片主要影响晚期幼红细胞，可见双核、多核幼红细胞，但无胞间桥。

酸溶血试验阳性，蔗糖溶血试验阴性。

（3）Ⅲ型先天性红细胞生成异常性贫血：为常染色体显性遗传病，偶见脾大，常伴轻度贫血，MCV 正常或轻度升高。外周血涂片可见红细胞大小不一和异形红细胞。骨髓涂片可见多核红细胞，有时 1 个幼红细胞内有多达 12 个胞核。

酸溶血试验和蔗糖溶血试验阴性。

4. 遗传性铁粒幼细胞贫血

遗传性铁粒幼细胞贫血是 X 连锁隐性遗传病，多见于儿童，主要但不限于男性。外周血特征呈双相性。女性携带者表现为轻度小细胞低色素性血象，最初表现为贫血。骨髓涂片可见细胞轻度增生，红系细胞增生。部分幼红细胞显示小幼红细胞，伴血红蛋白合成障碍，胞质凹凸不平并含空泡。普鲁士蓝染色可见环状铁粒幼细胞。环状铁粒幼细胞表明核周线粒体内含大量无机铁离子沉淀，血红素生成障碍伴红细胞无效造血，铁储存增加。中性粒细胞减少和功能异常、血小板减少和功能异常提示遗传性铁粒幼细胞贫血是一种广泛的造血干细胞缺陷。

见图 C2-7、图 C2-8。

5. 细小病毒 B19 感染

各种遗传性贫血（如遗传性球形红细胞增多症、丙酮酸激酶缺乏、镰状细胞病、自身免疫性溶血性贫血和地中海贫血）感染细小病毒 B19 可导致短暂性幼红细胞减少。细小病毒 B19 也可导致上述患者、免疫抑制患者和健康儿童的血小板减少和（或）中性粒细胞减少。

病毒以 P 抗原作为受体感染红系祖细胞，能阻止被感染细胞的复制和成熟。患者骨髓涂片可见红系前体细胞相对缺乏，可见巨大原始红细胞。这种增生低下是暂时的，骨髓通常 1～2 周恢复正常。

见图 C2-9、图 C2-10。

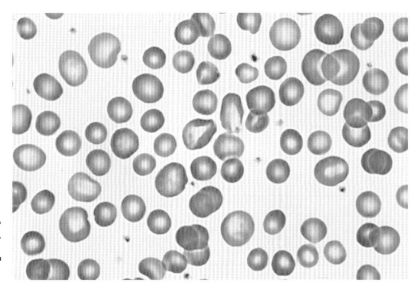

图 C2-4

儿童期短暂幼红细胞减少症: 2 岁儿童期短暂幼红细胞减少症痊愈儿童外周血涂片，网织红细胞计数为 13.0% (×1 000)

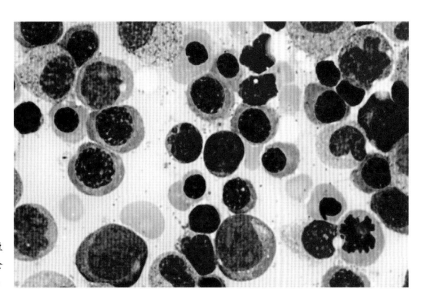

图 C2-5

儿童期短暂幼红细胞减少症: 儿童期短暂幼红细胞减少症恢复期患者骨髓涂片可见红细胞造血明显增生 (×1 000)

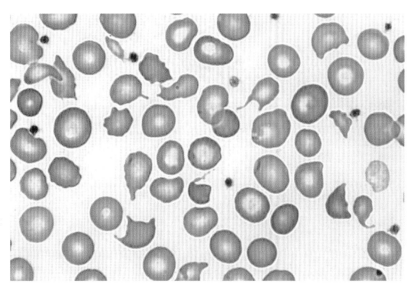

图 C2-6

先天性红细胞生成异常性贫血（Ⅰ型）: 10 天新生儿患者外周血涂片可见红细胞明显大小不均、异形红细胞和许多红细胞碎片 (×1 000)

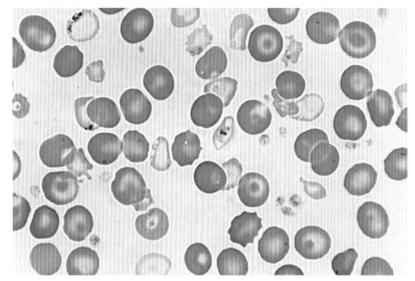

图 C2-7

遗传性铁粒幼细胞贫血：男性患儿外周血涂片可见明显双相性血象（输血依赖性），伴 Pappenheimer 小体（×1 000）

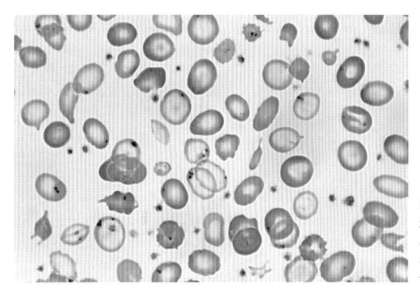

图 C2-8

遗传性铁粒幼细胞贫血：21 岁男性输血依赖性贫血患者外周血涂片可见小红细胞血象，伴许多 Pappenheimer 小体（×1 000）

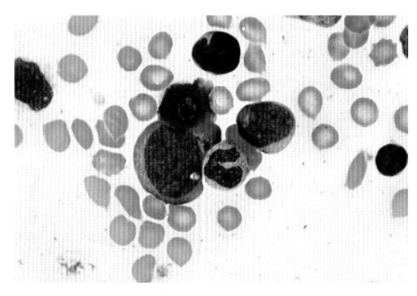

图 C2-9

细小病毒 B19 感染：7 月龄患儿骨髓涂片可见巨大原红细胞（×1 000）

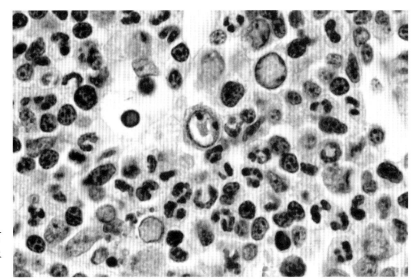

图 C2-10

细小病毒 B19 感染：患者骨髓活检可见细胞内病毒包涵体，伴巨大原始红细胞（×1 000）

四、以幼粒及幼红细胞增多为特征的疾病

骨硬化病

骨硬化病或 Albers-Schonberg 病常称为"大理石骨"病。骨硬化病的破骨细胞虽数量和形态正常，但功能异常，无法重吸收和重塑骨骼。此缺陷可导致骨髓腔缩小，造血组织减少。

骨硬化病根据遗传模式可分为两种类型。轻型为常染色体显性遗传病，常在儿童后期才能诊断，因出现致密硬化骨而易骨折。轻型无特异性血液学表现。

重型或恶性骨硬化病为常染色体隐性遗传病，常在婴儿或儿童早期诊断，以致密硬化骨为特征。重型常伴以下临床异常，如小头畸形、眼盲、耳聋和颅神经麻痹。

恶性骨硬化病有严重血液学并发症，包括贫血、白细胞减少和血小板减少。红细胞为大红细胞。血涂片出现幼粒及幼红细胞增多，伴泪滴形红细胞。

见图 C2-11、图 C2-12。

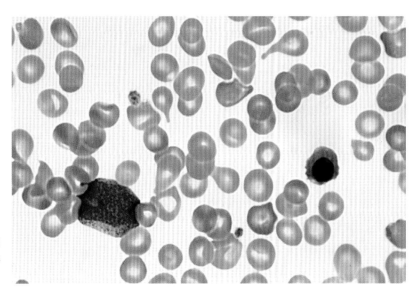

图 C2-11

骨硬化病：7 周恶性骨硬化病患儿外周血涂片可见幼粒及幼红细胞增多，伴泪滴形红细胞（×1 000）

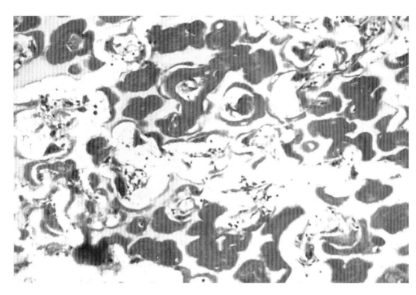

图 C2-12

骨硬化病：患儿骨髓活检可见"大理石骨"图像（H-E 染色，×50）（由 H. Smith 博士提供）

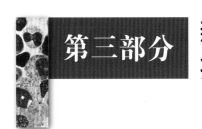

第三部分　新生儿和儿童相关良性白细胞疾病

一、中性粒细胞增多症

1. 新生儿中性粒细胞增多症

新生儿出生后最初几天常伴中性粒细胞绝对值增加，常与产道分娩有关，而剖宫产新生儿无此现象。新生儿出生第 1 天，中性粒细胞绝对值为 $(4.4 \sim 21.0) \times 10^9/L$，7 d 后降至 $(1.5 \sim 15.3) \times 10^9/L$。早期生理性中性粒细胞增多可伴核左移，即外周血涂片偶见幼粒细胞（如中幼粒细胞、晚幼粒细胞或杆状核粒细胞）。出生几天后若中性粒细胞持续增多，则提示有细菌感染的可能。

2. 新生儿败血症

新生儿败血症是临床上最难诊断的疾病之一。尽管可以使用抗生素治疗新生儿败血症，但新生儿细菌感染后死亡率仍很高。当出现中性粒细胞增多、中毒颗粒、核左移伴中性杆状核粒细胞等特征时，均提示败血症。出现中性杆状核粒细胞可能是败血症唯一特征，因此，新生儿外周血涂片中性杆状核粒细胞计数很重要。若中性杆状核粒细胞与中性粒细胞比值 > 0.2 则提示败血症。

中性杆状核粒细胞的胞核未分叶，胞核任一缩窄处宽度不小于其最宽处 1/3。

单纯性中毒颗粒不是败血症的特异性表现，也可见于其他情况，如 Alder 颗粒、Chédiak-Higashi 畸形、细胞因子（如粒细胞集落刺激因子）治疗、炎症性肠病 [克罗恩病（Crohn disease）和溃疡性结肠炎]、史－约综合征（Stevens-Johnson syndrome）和川崎病（Kawasaki disease）。

见图 C3-1、图 C3-2。

3. 川崎病

川崎病是一种病因未明的急性发热性血管炎，发病年龄常为 2 个月至 5 岁，临床特征为非渗

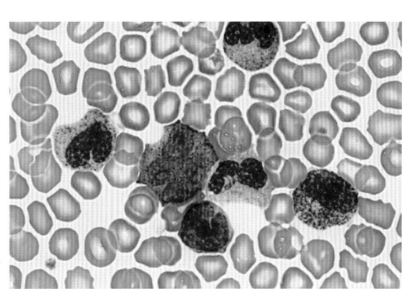

图 C3-1

新生儿败血症：吸入胎粪患者外周血涂片可见粒系核左移（×1 000）

出性结膜炎、嘴唇发紫和草莓舌、手足红斑和水肿、躯干红斑和会阴脱皮性皮疹。

血象为正细胞正色素性 / 小细胞低色素性贫血（与年龄有关），伴中性粒细胞绝对值增加，血小板计数增多和 ESR 升高。中性粒细胞中出现中毒颗粒、空泡和胞质肿胀。

细胞形态学变化并结合临床表现有助于诊断川崎病。非常重要的是，如未及时治疗，川崎病在成年初期可引起冠状动脉瘤。

见图 C3-3。

二、中性粒细胞减少症

1. 周期性中性粒细胞减少症

周期性中性粒细胞减少症是一种罕见病，特征是以 21 d 为周期，中性粒细胞持续重度减少 3 ~ 6 d，在中性粒细胞减少期，中性粒细胞绝对值 < 0.2×10^9/L，骨髓涂片可见细胞发育并停滞在中幼粒阶段。单核细胞、淋巴细胞、嗜酸性粒细胞、血小板和网织红细胞也呈周期性变化。在中性粒细胞减少期，大多数患者出现口腔溃疡、口腔炎和咽炎，伴淋巴结肿大。感染严重程度与中性粒细胞减少程度相关。在中性粒细胞减少期，使用重组生长因子或粒细胞集落刺激因子前，约 10% 患者并发感染而死亡。目前，粒细胞集落刺激因子广泛用于周期性中性粒细胞减少症治疗，其可增加中性粒细胞数量，防止中性粒细胞减少期出现一过性感染。约 25% 周期性中性粒细胞减少症家系有遗传学变化证据，为常染色体隐性遗传病。但其他病例中，该病是自发性的。

2. Kostmann 综合征

Kostmann 综合征是一种发生于幼儿的严重先天性中性粒细胞减少症。特征是中性粒细胞计数绝对值 < 0.2×10^9/L，骨髓涂片可见细胞发育停滞在早幼粒细胞 / 中幼粒细胞阶段，可出现单核细胞、嗜酸性粒细胞代偿性增多。

部分 Kostmann 综合征儿童出生后数周就会发生细菌感染，几乎所有病例在 6 个月内会发生感染。常见皮肤脓肿、真菌感染和败血症。细胞因子治疗对 Kostmann 综合征有效。当粒细胞集落刺激因子使中性粒细胞计数增多到一定数量时，感染和败血症就非常罕见，此疗法显著提高了 Kostmann 综合征患者的生活质量。

Kostmann 综合征遗传方式为常染色体隐性遗传。

见图 C3-4、图 C3-5。

三、嗜酸性粒细胞增多症

1. 新生儿嗜酸性粒细胞增多症

新生儿嗜酸性粒细胞增多症是指新生儿期出现的嗜酸性粒细胞增多症。嗜酸性粒细胞增多可持续超过 6 周，尤其是嗜酸性粒细胞绝对值增加的婴儿。大多数嗜酸性粒细胞增多症新生儿常伴革兰氏阴性菌感染，如坏死性小肠结肠炎。

2. 幼儿嗜酸性粒细胞增多症

幼儿嗜酸性粒细胞增多症患者发生过敏反应时可出现嗜酸性粒细胞增多，如花粉热、哮喘和乳蛋白结肠炎。牛奶摄入也可导致过敏性嗜酸性粒细胞增多症。

幼儿嗜酸性粒细胞增多症也可见于胃肠道寄生虫感染。犬弓形虫感染可引起明显全身性反应，伴持续嗜酸性粒细胞增多，并持续多年。大部分嗜酸性粒细胞增多症病例尚未发现致病因子，大多数病的例嗜酸性粒细胞会在一段时间内慢慢恢复。

见图 C3-6。

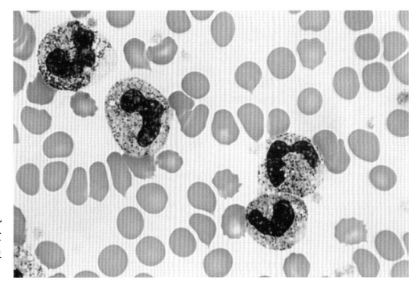

图 C3-2

新生儿败血症：患者外周血涂片可见中性杆状核粒细胞，伴中毒颗粒和空泡。本例分类时应计数每个中性杆状核粒细胞（×1 000）

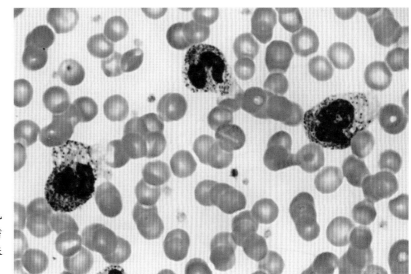

图 C3-3

川崎病：持续性高热与皮疹 3 岁患儿外周血涂片可见中性粒细胞出现嗜天青颗粒、空泡和胞膜的胞质肿胀（×1 000）

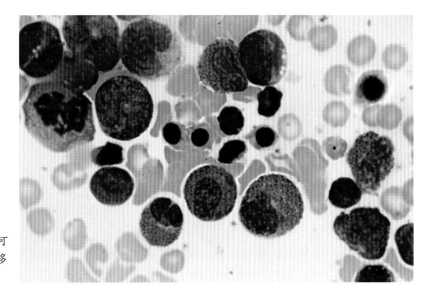

图 C3-4

Kostmann 综合征：患者骨髓涂片可见粒系减少，嗜酸性粒细胞明显增多（×1 000）

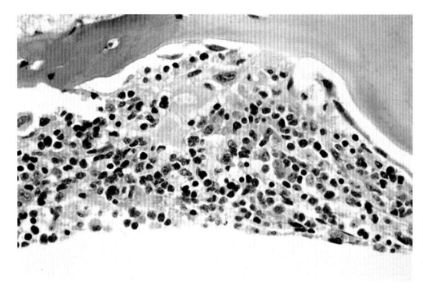

图 C3-5
Kostmann 综合征：患者骨髓活检可见中性粒细胞明显减少（H-E 染色，×400）

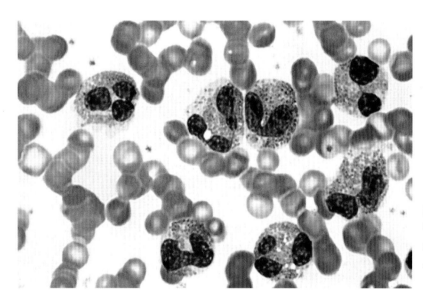

图 C3-6
寄生虫感染：弓形虫感染患儿外周血涂片可见嗜酸性粒细胞明显增多。患者嗜酸性粒细胞计数为 46.4×10⁹/L（×1 000）

四、嗜碱性粒细胞增多症 / 肥大细胞增多症

嗜碱性粒细胞增多症常与食物、药物过敏有关，可与急性荨麻疹同时发生。见图 C3-7。

肥大细胞增多症详见第二章第一部分。

五、淋巴细胞增多症

1. 百日咳

百日咳是一种高度传染性疾病，主要见于 2 岁以下婴儿，因吸入污染百日咳鲍特菌的飞沫而感染。

血涂片可见 T 细胞数量明显增多。白细胞计数增多，达到（15 ～ 50）×10⁹/L，淋巴细胞数量为 70% ～ 90%。因百日咳鲍特菌可产生一种淋巴细胞增多促进因子，从而可导致所致血液中

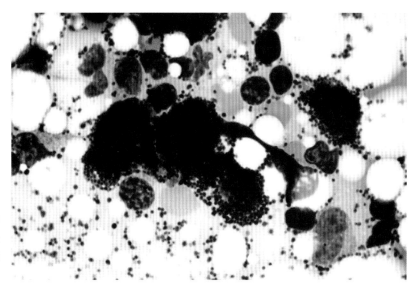

图 C3-7

皮肤肥大细胞增多症：出生后有瘙痒红疹的 18 个月患儿骨髓涂片可见大量肥大细胞浸润，部分受挤压肥大细胞释放组胺颗粒（×1 000）

淋巴细胞数量持续增多，该因子抑制淋巴细胞从血液向淋巴组织迁移。

见图 C3-8。

2. 传染性单核细胞增多症

2 岁以下儿童诊断传染性单核细胞增多症时会遇到一些困难。因为该年龄段儿童免疫系统尚不完善，商品化筛查试剂盒可出现假阴性结果。此时，这类患者须使用病毒血清学（EB 病毒）才能做出明确诊断。

见图 B4-5 ～图 B4-7。

传染性单核细胞增多症其他内容详见第二章第四部分。

3. 急性传染性淋巴细胞增多症

急性传染性淋巴细胞增多症见于 1 ～ 14 岁儿童，10 岁前发病率最高，常伴低热和腹泻。淋巴细胞绝对值很高，可达 50×10^9/L，以 CD4$^+$T 细胞为主。该病无须治疗，常在 2 ～ 4 周可自愈。

急性传染性淋巴细胞增多症与病毒感染有关。

见图 C3-9。

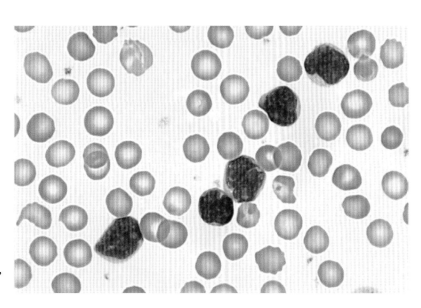

图 C3-8

百日咳：患者外周血涂片可见 T 细胞，胞核有切迹（×1 000）

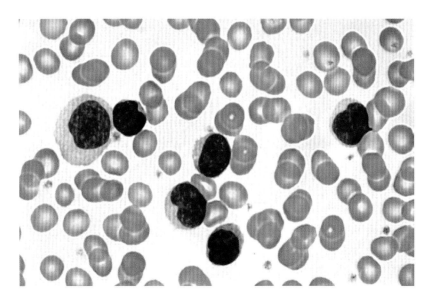

图 C3-9
急性传染性淋巴细胞增多症：3 岁患儿外周血涂片可见形态正常的 T 细胞，淋巴细胞绝对值为 39×10⁹/L（×1 000）

六、单核细胞增多症

（1）反应性噬血细胞综合征：具体内容详见第二章第二部分。

（2）朗格汉斯细胞组织细胞增生症：具体内容详见第二章第二部分。

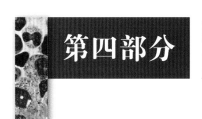

第四部分　新生儿和儿童相关骨髓增殖性肿瘤

一、短暂性髓系造血异常

新生儿期可出现短暂性髓系造血异常（transient abnormal myelopoiesis，TAM），主要见于唐氏综合征患儿，细胞形态类似 AML。短暂性髓系造血异常特征是原始细胞无限增殖，数周或数月后可自行缓解。该病常伴肝脾大，血红蛋白正常，但血小板计数降低。

短暂性髓系造血异常发病初期易与先天性白血病混淆，短暂性髓系造血异常 3 个月内可自发缓解。25% 的短暂性髓系造血异常病例在 3 岁前会发展为急性巨核细胞白血病。20% ～ 30% 伴唐氏综合征病例，原始细胞持续存在，可发展为先天性白血病，多为 ALL 和急性髓细胞白血病，后者出现频率最高的是巨核细胞白血病。

见图 C4-1 ～图 C4-5。

1. 细胞遗传学

短暂性髓系造血异常除 21 号染色体三体外，其余无特异性染色体异常。

2. 免疫表型

短暂性髓系造血异常免疫标记表达与巨核细胞白血病表达相似：HLA-DR$^{-/+}$、CD34$^+$、CD56$^+$、CD117$^+$、CD13$^+$、CD33$^+$、CD7$^+$、CD45$^-$、CD41$^+$ 和 CD61$^+$。

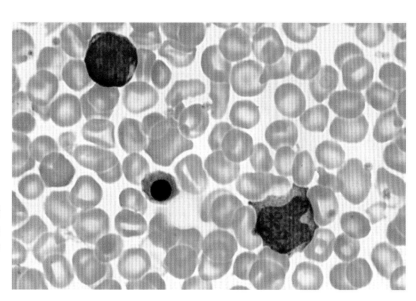

图 C4-1

短暂性髓系造血异常：唐氏综合征新生儿患者外周血涂片可见 2 个原始细胞，1 个有核红细胞。白细胞计数为 15.8×10^9/L，原始细胞绝对值为 5.2×10^9/L（$\times 1\,000$）

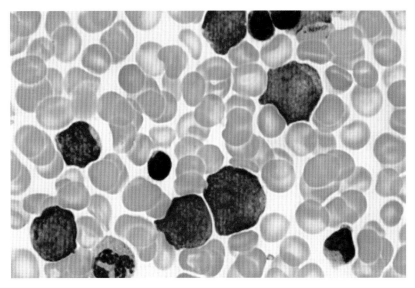

图 C4-2

短暂性髓系造血异常：图 C4-1 患者骨髓涂片可见原始细胞增多。原始细胞呈多形性，部分胞质突起，提示巨核细胞白血病（×1 000）

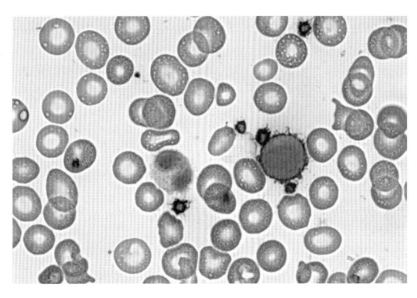

图 C4-3

短暂性髓系造血异常：图 C4-1 患者骨髓涂片。用碱性磷酸酶－抗碱性磷酸酶（AP-AAP）组化证实原始细胞为巨核细胞，单抗 CD61 阳性。血小板、原巨核细胞和胞质突起染色均阳性（×1 000）

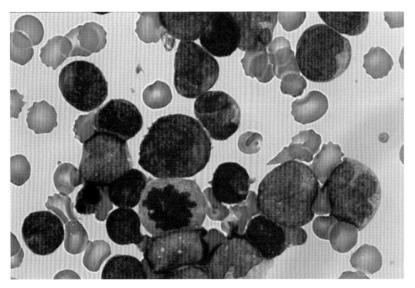

图 C4-4

先天性白血病：外周血涂片可见原始细胞增多，伴有丝分裂象（×1 000）

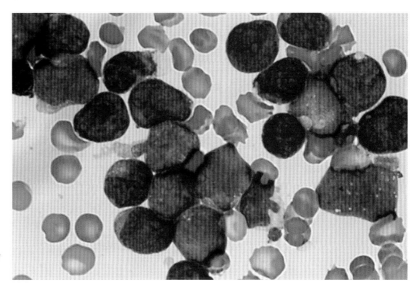

图 C4-5
先天性白血病：外周血涂片可见原始细
胞增多（×1 000）

二、幼年型粒单核细胞白血病

幼年型粒单核细胞白血病相关内容详见第二章第一部分。

三、伴 7 号染色体单体骨髓增殖性疾病

伴 7 号染色体单体骨髓增殖性疾病是幼儿亚急性白血病，发病年龄常小于 5 岁，男孩多于女孩。这些幼儿有长期反复感染和中性粒细胞功能异常病史。白细胞增多伴粒系核左移，单核细胞绝对值增多、贫血和血小板减少。骨髓涂片可见细胞增生明显增加，伴发育异常。HbF 正常或轻度升高。

伴 7 号染色体单体骨髓增殖性疾病常进展为急性髓细胞白血病。

见图 C4-6。

细胞遗传学：–7/del（7q）染色体改变。

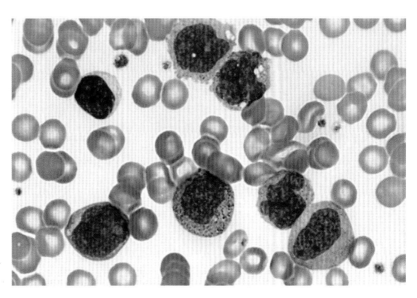

图 C4-6
伴7号染色体单体骨髓增殖性疾病：5岁
患儿外周血涂片可见幼粒细胞，伴单
核细胞增多（×1 000）

四、骨髓增生异常综合征

儿童骨髓增生异常综合征（MDS）很罕见，常伴有唐氏综合征、范科尼贫血、Kostmann 综合征、Diamond-Blackfan 贫血和 Shwachman-Diamond 综合征等疾病。

MDS 可以是原发性的，也可以继发于其他恶性肿瘤化疗后。

见图 C4-7、图 C4-8。

相关内容详见第二章第一部分。

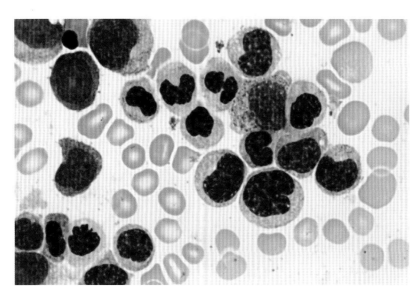

图 C4-7
骨髓增生异常综合征： 治疗成功的 ALL 患儿骨髓涂片可见药物治疗相关的 MDS 血象，许多中性粒细胞和中幼粒细胞呈 Pelger 样和颗粒减少（×1 000）

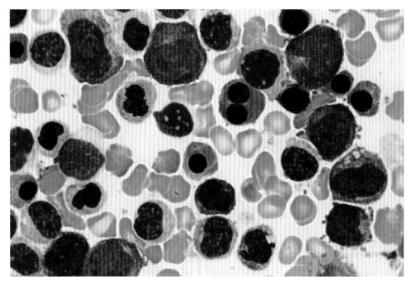

图 C4-8
骨髓增生异常综合征： 图 C4-7 患者骨髓涂片可见许多中性粒细胞呈 Pelger 样和颗粒减少，伴发育异常和双核幼红细胞（×1 000）

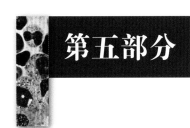

第五部分　新生儿和儿童相关非血液系统恶性肿瘤

一、神经母细胞瘤

神经母细胞瘤是一类交感神经组织的肿瘤，为胚胎性肿瘤，常发病于 5 岁前，见于任何有交感神经组织的部位，包括肾上腺髓质和副交感神经节。约 50% 病例有骨髓浸润。

骨髓涂片神经母细胞瘤细胞常聚集成堆，呈玫瑰花样。骨髓穿刺过程可使这些聚集结构破坏，从而导致骨髓涂片上出现裸核、胞质或基质碎片。

神经母细胞瘤常表现为正细胞正色素性贫血，伴肿瘤内出血的病例可出现小细胞低色素性红细胞；血小板计数常增多，ESR 升高（> 50 mm/h）；外周血涂片罕见肿瘤细胞。

见图 C5-1 ～图 C5-6。

1. 细胞遗传学

染色体倍体有变化，可分为以下两类。

（1）近三倍体组：染色体主要是数量变化，而非结构异常，如 NMYC 扩增、del（1p）、del（11q）和 17q 相对增加。

（2）二倍体 / 四倍体组：染色体常伴结构异常，如 NMYC 扩增（常见双微体）、del（1p）、del（11q）和 17q 相对增加。

2. 免疫表型

（1）石蜡切片上，鼠单抗 NB84 与人神经母细胞瘤组织结合，约 90% 神经母细胞瘤着色。NB84 染色模式为胞质型，纤维区域呈强阳性或玫瑰花样。

（2）尤因肉瘤（Ewing sarcoma，EWS 见下文）是唯一与 NB84 抗体反应的其他小圆细胞肿瘤。

二、横纹肌肉瘤

横纹肌肉瘤是儿童最常见的软组织恶性肿瘤，是一种横纹肌肌肉肿瘤，仅 25% ～ 30% 病例侵袭骨髓。

骨髓中，横纹肌肉瘤细胞为大细胞，有明显空泡。空泡常融合成细长湖泊状，PAS 染色阳性。

横纹肌肉瘤可出现在身体任何部位，如头部、颈部、腹膜后、泌尿生殖道和四肢。有两个发病年龄高峰，第一个为 2 ～ 6 岁，第二个为 14 ～ 18 岁。

见图 C5-7 ～图 C5-12。

1. 细胞遗传学

细胞遗传学可见染色体数量异常，包括 t（2；13）（q35；q14）或 t（1；13）（p36；q14）变异、t（1；3）（p36；q14）伴 1 号染色体重排。

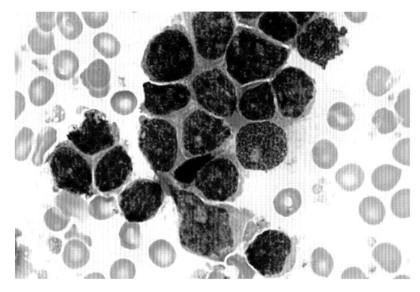

图 C5-1
神经母细胞瘤：患者骨髓涂片可见一团肿瘤细胞，核质比高，易聚集成团（×1 000）

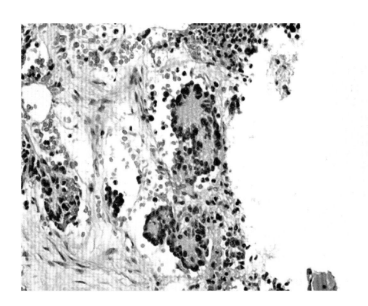

图 C5-2
神经母细胞瘤：患者骨髓活检可见神经母细胞瘤细胞呈玫瑰花样（H-E 染色，×200）

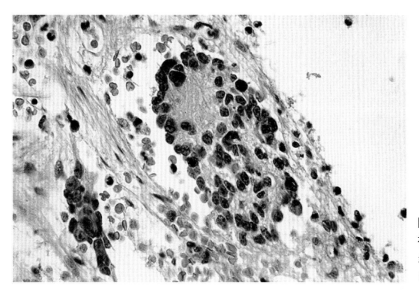

图 C5-3
神经母细胞瘤：患者骨髓活检可见神经母细胞瘤细胞呈玫瑰花样（H-E 染色，×400）

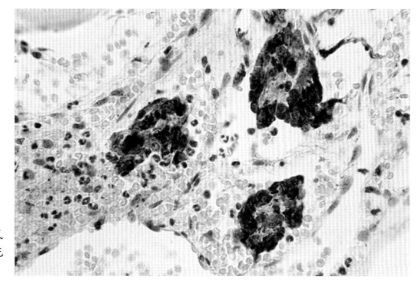

图 C5-4

神经母细胞瘤：患者骨髓活检可见鼠单抗 NB84 染色结果呈阳性的玫瑰花样神经母细胞瘤细胞（×200）

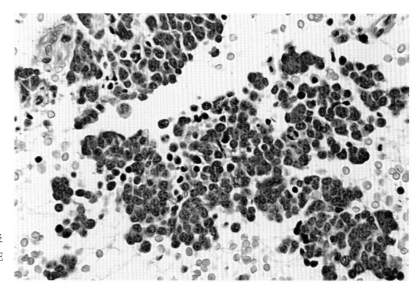

图 C5-5

神经母细胞瘤：患者骨髓活检可见神经母细胞瘤细胞成片而非玫瑰花样（H-E染色，×400）

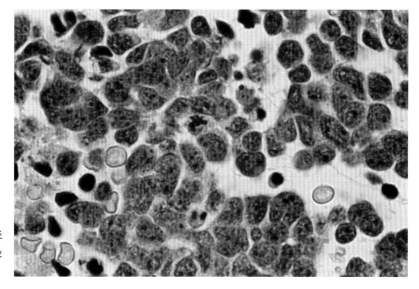

图 C5-6

神经母细胞瘤：患者骨髓活检可见神经母细胞瘤细胞成片，核仁明显（H-E染色，×1 000）

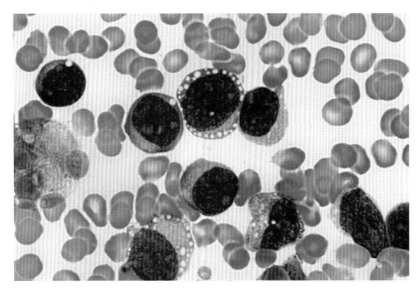

图 C5-7
横纹肌肉瘤：患者骨髓涂片可见肿瘤细胞，含明显空泡（×1 000）

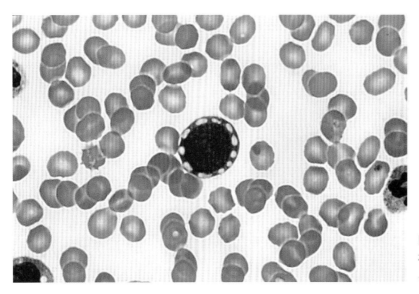

图 C5-8
横纹肌肉瘤：患者骨髓涂片可见典型肿瘤细胞，含明显空泡（×1 000）

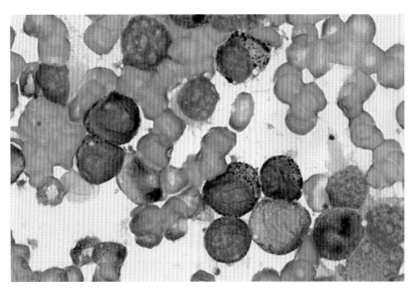

图 C5-9
横纹肌肉瘤：患者骨髓涂片 PAS 染色可见含 PAS 阳性团块状的肿瘤细胞。尤因肉瘤也有类似阳性表现（×1 000）

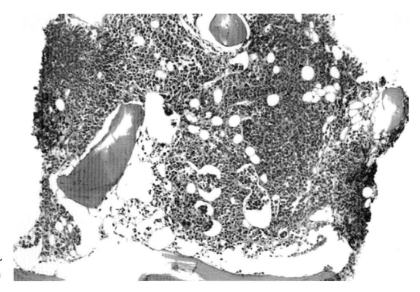

图 C5-10
横纹肌肉瘤：患者骨髓活检可见横纹肌肉瘤细胞明显浸润（H-E 染色，×100）

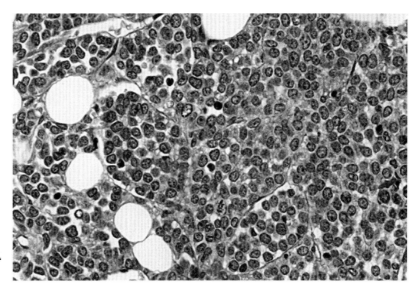

图 C5-11
横纹肌肉瘤：患者骨髓活检可见横纹肌肉瘤细胞浸润（H-E 染色，×400）

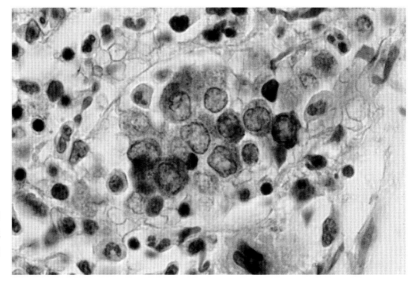

图 C5-12
横纹肌肉瘤：患者骨髓活检若见肿瘤细胞含结蛋白（呈棕黄色），则提示横纹肌肉瘤为肌源性肿瘤。结蛋白可证实横纹肌肉瘤的诊断（×1 000）

2. 免疫表型

鼠单抗 D33 与肌源性肿瘤的中间丝蛋白（结蛋白）反应，肌源性肿瘤包括源自平滑肌（平滑肌肉瘤）和横纹肌（横纹肌肉瘤）的肿瘤。肿瘤细胞的结蛋白染成棕黄色。

三、尤因肉瘤

尤因肉瘤是一种骨肿瘤，主要见于年轻人（< 20 岁），发生于股骨、肋骨、椎骨和盆骨。尤因肉瘤是一种未分化的小圆形细胞；有明显空泡，常聚集成团。约 64% 的尤因肉瘤病例与 NB84 抗体反应呈局灶性阳性。尤因肉瘤 PAS 染色也呈阳性。

见图 C5-13 ～图 C5-16。

1. 细胞遗传学

（1）90% 病例存在 t（11；22）（q24；q12）导致的 *EWS* 基因（22q12）和 *FLI1* 基因（11q24）融合。5% 病例可见变异体，如 t（21；22）或 t（7；22）。

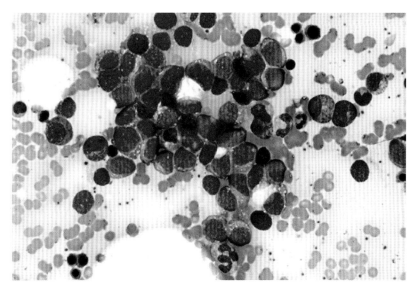

图 C5-13
尤因肉瘤：患者骨髓涂片可见成片尤因肉瘤细胞（×400）

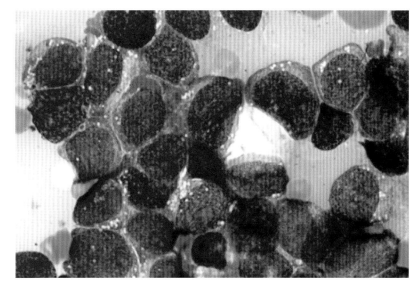

图 C5-14
尤因肉瘤：患者骨髓涂片可见成片尤因肉瘤细胞，胞质含空泡（×1 000）

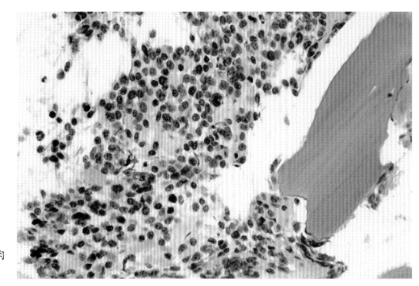

图 C5-15
尤因肉瘤：患者骨髓活检可见尤因肉瘤明显浸润（H-E 染色，×400）

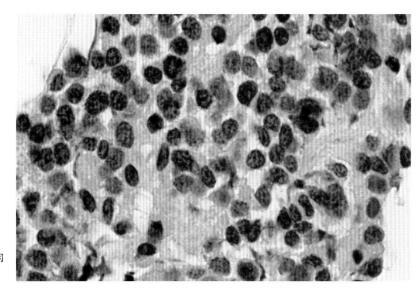

图 C5-16
尤因肉瘤：患者骨髓活检可见尤因肉瘤明显浸润（H-E 染色，×1 000）

　　（2）其他染色体异常包括 +8、+2、+5、+7、+9、+12、+14、+20，以及因 der（6）t（1；16）所致的 1q 三体。

　　2. 免疫表型

　　除结蛋白缺乏阳性外，尤因肉瘤无特异性单抗。

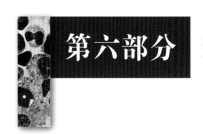

第六部分　新生儿和儿童相关贮积病

常规实验室很难诊断贮积病。其外周血涂片特点为淋巴细胞、中性粒细胞和单核细胞胞质出现空泡。骨髓涂片出现泡沫状巨噬细胞。某些贮积病即黏多糖贮积症的淋巴细胞空泡内存在异染颗粒。

临床表现包括全血细胞减少、肝脾大和淋巴结肿大。中枢神经系统也可受影响。

一、戈谢病和尼曼－皮克病

戈谢病和尼曼－皮克病具体内容详见第二章第二部分。

二、α-甘露糖苷贮积症

α-甘露糖苷贮积症是一种以α-甘露糖苷酶缺乏为特征的寡糖贮积症。α-甘露糖苷贮积症有两种表型：婴儿型出生12个月内发病，生存期短；青少年/成人型发病年龄较晚，生存期长。

α-甘露糖苷贮积症临床特征为骨骼改变、面容粗糙和智力低下，疾病早期可出现肝脾大。中性粒细胞趋化异常可导致反复细菌感染。

α-甘露糖苷贮积症外周血淋巴细胞胞质空泡化，骨髓内充满泡沫状巨噬细胞。淋巴细胞空泡PAS染色阳性。

α-甘露糖苷贮积症患者组织和尿液中甘露糖寡糖含量增加。

见图C6-1。

三、黏多糖贮积症

黏多糖贮积症可导致外周血和骨髓涂片白细胞出现形态变化。黏多糖是一种复合碳水化合物，存在于各类结缔组织，包括软骨和骨。黏多糖过量会导致面容粗糙、骨骼发育不良和关节活动受限（黏多糖贮积症IH型，即Hurler综合征）。

黏多糖贮积症由溶酶体酶缺乏引起。

1. Hurler 综合征

Hurler综合征是一种黏多糖贮积症，特征是淋巴细胞胞质含透明空泡且充满粗大的黏多糖异染颗粒。这些淋巴细胞由Gasser发现，因此称为Gasser淋巴细胞。

见图C6-2。

2. 胱氨酸贮积症

胱氨酸贮积症是一种常染色体隐性遗传病，最早出现在6～12个月。临床表现为发育停滞、进行性肾衰竭、肌肉萎缩、畏光和白发。

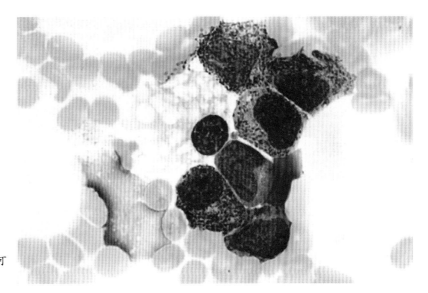

图 C6-1

α- 甘露糖苷贮积症：患者骨髓涂片可见泡沫状巨噬细胞（×1 000）

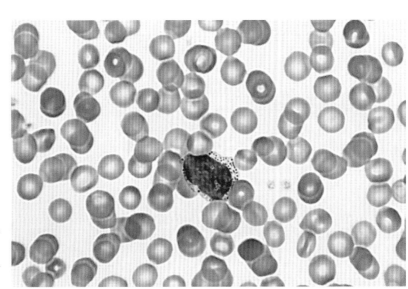

图 C6-2

Hurler 综合征：患者外周血涂片可见典型 Gasser 淋巴细胞，胞质充满大的空泡，含大量粗大的黏多糖异染颗粒（×1 000）

胱氨酸贮积症骨髓涂片可见充满长方形胱氨酸结晶的巨噬细胞，外周血涂片罕见这些结晶。

用于结晶染色的水溶性染液会溶解大部分胱氨酸，因此在光学显微镜下仅见数个结晶。所以，诊断胱氨酸贮积症是通过生化检测而非骨髓检查，可测量白细胞内的胱氨酸浓度。

见图 C6-3、图 C6-4。

3. 酸性脂肪酶缺乏症

酸性脂肪酶缺乏症（Wolman 病）是一种常染色体隐性遗传病，特征是溶酶体酸性脂肪酶基因异常，从而导致酸性胆固醇酯水解酶缺乏，该酶缺乏可导致体内器官和组织内胆固醇和三酰甘油积聚。

酸性脂肪酶缺乏症临床表现包括脂肪瘤、肝脾大、肠吸收不良、腹部隆起、体重增加减缓和弥漫性点状肾上腺钙化。黄瘤样变见于肝脏、肾上腺、脾脏、淋巴结、小肠、肺和胸腺，较少累及皮肤。

酸性脂肪酶缺乏症外周血涂片可见空泡淋巴细胞，骨髓涂片可见泡沫巨噬细胞。淋巴细胞和骨髓巨噬细胞的空泡油红 O 染色、苏丹黑 B 染色均呈阳性。血脂正常至中度升高，可出现高胆固醇血症。

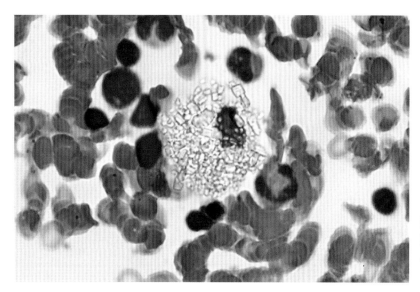

图 C6-3

胱氨酸贮积症：患者骨髓涂片可见巨噬细胞，胞质充满长方形胱氨酸结晶（×1 000）

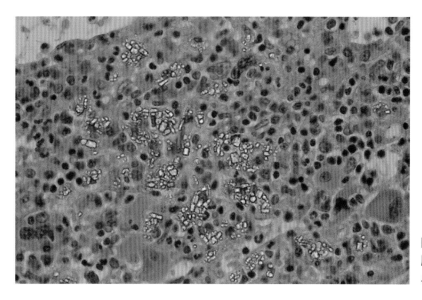

图 C6-4

胱氨酸贮积症：患者骨髓活检可见胱氨酸结晶浸润（×400）

婴儿患酸性脂肪酶缺乏症在早期即可死亡。

见图 C6-5、图 C6-6。

4. 唾液酸贮积症

唾液酸贮积症是一种罕见常染色体隐性遗传性神经退行性疾病，由细胞内溶酶体释放唾液酸受阻所致。唾液酸在淋巴细胞等许多细胞内积聚可导致胞质空泡。

唾液酸贮积症因血液、尿液、淋巴细胞中唾液酸含量增加而诊断。该病分两型：重型发病年龄小，称为婴儿唾液酸贮积症（infantile sialic acid storage disease，ISSD）；低侵袭型因首发于芬兰地区而命名为 SALLA 病（莎拉病）。婴儿唾液酸贮积症临床特征是面容粗糙、皮肤色素缺乏、肝脾大和贫血，并进展为体液潴留、腹水、心力衰竭和早期死亡。SALLA 病有类似临床表现，但同时还存在智力低下、小脑共济失调，SALLA 病在儿童早期就停止进展，受累个体寿命接近正常。

见图 C6-7。

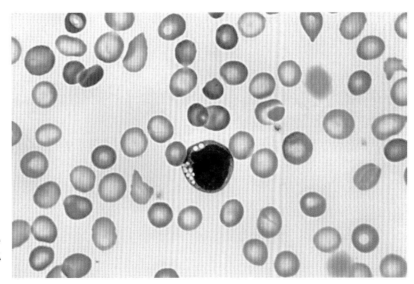

图 C6-5

酸性脂肪酶缺乏症： 出生 4 周新生儿患者外周血涂片可见空泡淋巴细胞（×1 000）

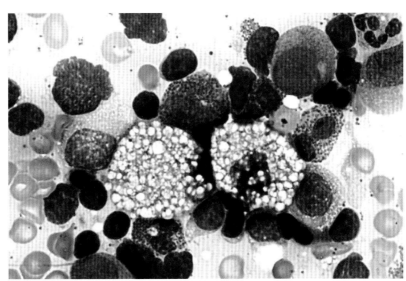

图 C6-6

酸性脂肪酶缺乏症： 上述新生儿患者骨髓涂片可见泡沫状巨噬细胞（×1 000）

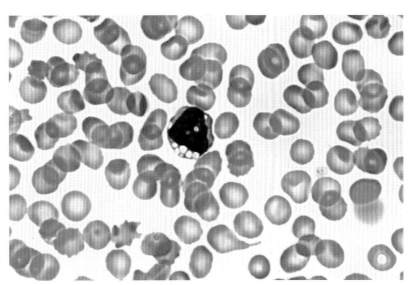

图 C6-7

唾液酸贮积症： 出生 2 个月的患者外周血涂片可见空泡淋巴细胞（×1 000）

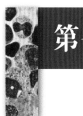

第七部分 新生儿和儿童相关血小板异常

一、血小板减少症

血小板减少症是患病新生儿常见现象，占新生儿重症监护病房所有入院病例的 20% ～ 30%，更常见于新生儿窒息、呼吸窘迫综合征、肺动脉高压和胎粪吸入婴儿。血小板减少症病因尚不明确。血小板减少症患者血小板寿命缩短，但巨核细胞数量正常或增加。这些特征也可见于感染、弥散性血管内凝血和血小板免疫性/机械性破坏。

大多数血小板减少症婴儿因有出血症状如瘀点、紫癜、鼻出血或黏膜出血，而引起新生儿专家注意。

新生儿和儿童血小板减少症机制可分为两类：①破坏增加；②血小板无效生成或受损。

二、破坏增加所致血小板减少症

特发性血小板减少性紫癜

特发性血小板减少性紫癜（idiopathic thrombocytopenic purpura，ITP）是血小板破坏增加最常见的病例。典型症状是健康儿童突然出现瘀伤、瘀点。特发性血小板减少性紫癜诊断高峰年龄为 2 ～ 4 岁。儿童特发性血小板减少性紫癜男女发病率相同，而成人特发性血小板减少性紫癜以女性为主，比例为 3 : 1。通常患者发病前 1 ～ 3 周有病毒感染史或疫苗接种史。儿童血小板计数常 < 10×10^9/L。当怀疑特发性血小板减少性紫癜时，应仔细检查血涂片有无反应性淋巴细胞和大血小板。

儿童特发性血小板减少性紫癜是一种急性自限性疾病，无论是否治疗，大多数病例 6 个月内都能恢复。

见图 C7-1。

三、血小板无效生成或受损所致血小板减少症

1. 无巨核细胞性血小板减少症

无巨核细胞性（amegakaryocytic，AMEGA）血小板减少症见于婴儿和幼儿。遗传方式是 X 连锁或常染色体隐性遗传。无巨核细胞性血小板减少症是一种罕见病，患者出生后第一年就出现瘀点皮疹、瘀伤或出血；可出现轻、中度贫血和白细胞减少症。骨髓涂片可见巨核细胞数量减少或缺失；粒细胞生成和红细胞生成正常；红细胞可以是大细胞性，HbF 增加。

20% ～ 40% 病例出生后最初几年可发展为再生障碍性贫血。

无巨核细胞性血小板减少症患者有发展为急性白血病倾向。

见图 C7-2、图 C7-3。

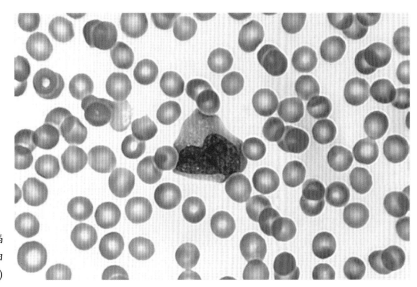

图 C7-1

特发性血小板减少性紫癜：3 岁儿童病毒感染后外周血涂片可见反应性 T 细胞。血小板计数 < 1×10⁹/L（×1 000）

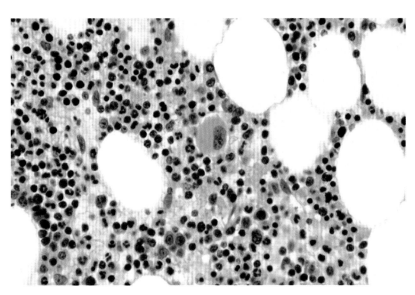

图 C7-2

无巨核细胞性血小板减少症：患者骨髓活检可见巨核细胞数量明显减少（H-E 染色，×400）

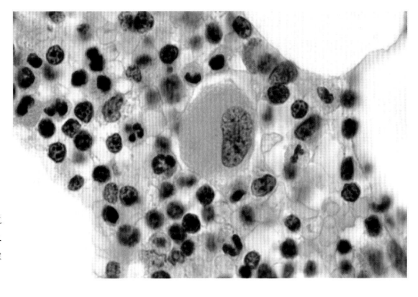

图 C7-3

无巨核细胞性血小板减少症：患者骨髓活检可见正常粒细胞生成和红细胞生成，出现分叶过少巨核细胞（H-E 染色，×1 000）

2. 巨血小板综合征

巨血小板综合征（Bernard-Soulier syndrome，BSS）又称巨大血小板综合征，是一种常染色体隐性遗传病，特征是中度血小板减少。血小板计数为（50～60）×10^9/L，伴巨大血小板，其体积类似小淋巴细胞。

巨血小板综合征患者血小板膜糖蛋白Ⅰb-Ⅴ-Ⅸ复合物可发生质和量的缺陷。巨血小板综合征患者在腺苷二磷酸（adenosine diphosphate，ADP）、肾上腺素、胶原和花生四烯酸存在情况下，血小板显示正常聚集，但在瑞斯托霉素存在情况下血小板不聚集。

见图 C7-4。

3. 灰色血小板综合征

灰色血小板综合征（gray platelet syndrome，GPS）是一种常染色体显性遗传病，特征是中度血小板减少，罗氏染色血涂片可见大而浅染血小板。灰色血小板综合征中，血小板缺乏 α- 颗粒，也可缺乏储存蛋白、血小板第 4 因子、凝血栓蛋白、血小板衍生生长因子和 β- 血栓素。血清中储存蛋白增加提示巨核细胞 α- 颗粒蛋白包装缺陷。灰色血小板综合征巨核细胞数量正常，但颗粒减少。

灰色血小板综合征患者皮肤出血时间延长，有轻微出血倾向。

见图 C7-5。

4. May-Hegglin 畸形

May-Hegglin 畸形是一种常染色体显性遗传病，特征是出现巨大血小板、血小板减少程度不定、中性粒细胞胞质见 RNA 包涵体。

血小板功能在有些病例中正常，而在其他病例中受损。

见图 B1-24、图 C7-6。

5. 血小板减少伴桡骨缺失综合征

血小板减少伴桡骨缺失（thrombocytopenia with absent radii，TAR）综合征是一种常染色体隐性遗传病，特征是血小板减少和双侧桡骨发育不全。

骨髓涂片可见巨核细胞数量减少至缺乏，粒系和红系造血正常，但出生时可见白细胞计数超过 100×10^9/L，伴幼粒细胞。这种类白血病反应是短暂的，可自行消退。贫血的发生常由血小板减少失血引起。

见图 C7-7。

6. 威斯科特－奥尔德里奇综合征

威斯科特－奥尔德里奇综合征（Wiskott-Aldrich syndrome，WAS）是 X 连锁隐性遗传病，特征是血小板减少，伴小血小板和血小板生存时间缩短。虽巨核细胞数量正常或增多，但血小板生成无效。威斯科特－奥尔德里奇综合征也可导致免疫缺陷。因不能产生抗体，威斯科特－奥尔德里奇综合征儿童易受细菌、病毒感染（如疱疹和疣），湿疹也很常见。

威斯科特－奥尔德里奇综合征可伴发 DAT 阳性溶血性贫血。

见图 C7-8。

三、血小板增多症

新生儿和儿童血小板增多大多是反应性的，包括感染（细菌、病毒）、手术或创伤、出血、应激、炎症性疾病（类风湿性关节炎）、恶性肿瘤、慢性失血、使用某些药物和细胞因子。上述任一情况的血小板增多程度与潜在疾病活动程度相关。

见图 C7-9。

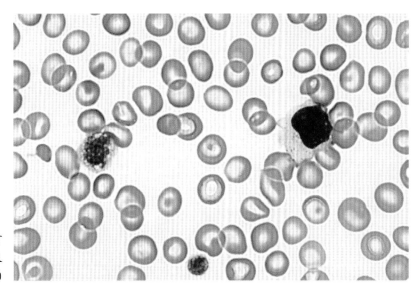

图 C7-4
巨血小板综合征：患者外周血涂片可
见血小板减少和巨大血小板。血小板
大小与小淋巴细胞大小相仿（×1 000）

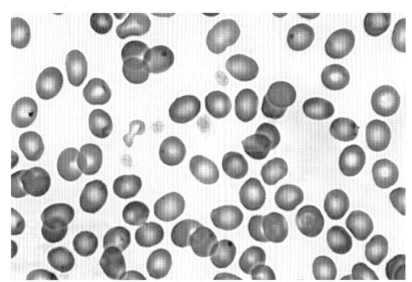

图 C7-5
灰色血小板综合征：患者外周血涂片可
见大而浅染的少颗粒血小板（×1 000）

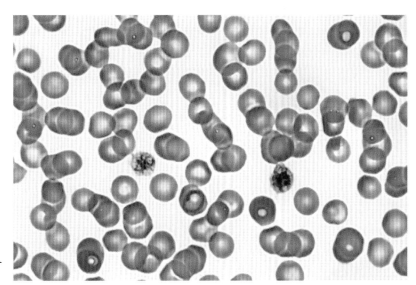

图 C7-6
May-Hegglin 畸形：患者外周血涂片
可见血小板减少，伴大或巨大血小板
（×1 000）

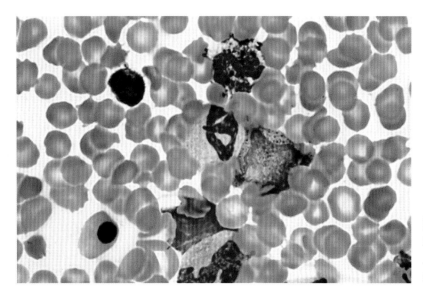

图 C7-7

血小板减少伴桡骨缺失综合征：新生儿患者外周血涂片可见类白血病反应和血小板减少症（×1 000）

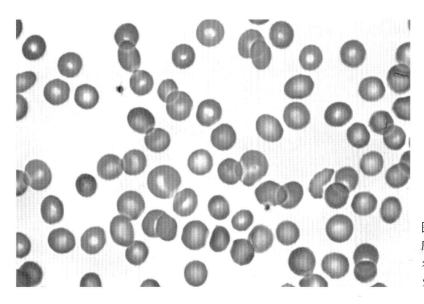

图 C7-8

威斯科特－奥尔德里奇综合征：患者外周血涂片可见小血小板和血小板减少（×1 000）

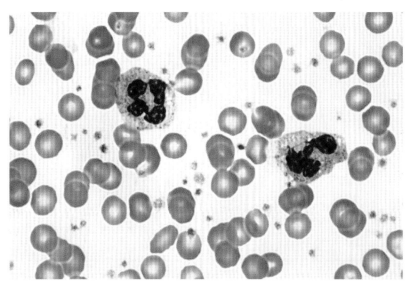

图 C7-9

反应性血小板增多：8 个月患儿外周血涂片中血小板增多，计数为 $1\,046 \times 10^9/L$（×1 000）

第四章　血液寄生虫

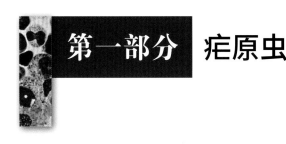

第一部分 疟原虫

一、诊断特点

感染人体的疟原虫有 4 种：恶性疟原虫（plasmodium falciparum）、间日疟原虫（plasmodium vivax）、三日疟原虫（plasmodium malariae）和卵形疟原虫（plasmodium ovale）。东南亚感染长尾猕猴（食蟹猴、豚尾猴）的诺氏疟原虫（plasmodium knowlesi）新近被认定为第 5 种可感染人类的疟原虫。

1. 恶性疟原虫

（1）受感染的红细胞体积未胀大。

（2）原虫中间发育期滋养体迁移至机体细小毛细血管，因此红细胞内仅能查见环状体（早期滋养体），但严重感染时除外。

（3）环状体小，伴细丝状胞质，常见 2 ～ 3 个核。

（4）常见多重感染，尤其是中、高密度寄生虫感染。

（5）虫体位于红细胞边缘，呈"飞鸟状"。

（6）滋养体呈圆形，色素丰富，约占红细胞的 2/3。

（7）可见茂氏点，茂氏点缺乏血红蛋白，因此与罗氏染色的程度不同，从而会出现伪足区域。

（8）裂殖体一般含 16 ～ 36 个裂殖子，但也可少至 8 个，多至 40 个。

（9）配子体呈中央染色质聚集的新月形。雄配子体染为粉红色，雌配子体为染蓝色。

见图 D1-1 ～图 D1-7。

2. 间日疟原虫

（1）受感染的红细胞体积胀大。

（2）红细胞内可见不同发育时期的间日疟原虫。

（3）与恶性疟原虫相比，间日疟原虫环状体大且厚，罕见 2 个核。

（4）红细胞可见多重感染，但仅见于寄生虫密度很高时。

（5）滋养体外形不规则，几乎充满整个红细胞。

（6）血涂片 pH 7.2 时染色可见薛氏点，但薛氏点性质不确定。Schüffner 认为其与宿主细胞内变化相关，这些物质罗氏染色呈特征性红色。

（7）裂殖体含 12 ～ 24 个裂殖子。

（8）配子体呈圆形，充满整个红细胞。雄配子体染为粉红色，雌配子体染为蓝色。

见图 D1-8 ～图 D1-18。

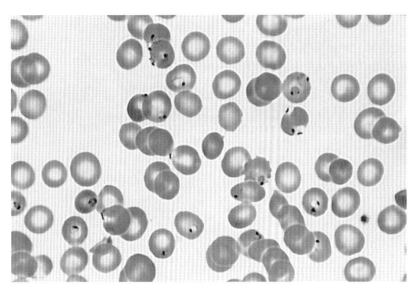

图 D1-1
恶性疟原虫：患者外周血涂片可见环状
体（×1 000）

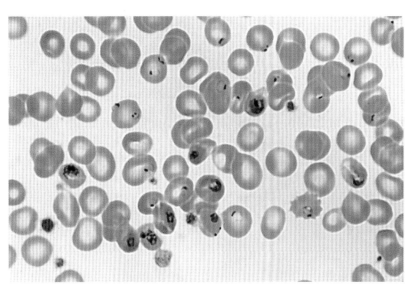

图 D1-2
恶性疟原虫：患者外周血涂片可见环状
体和滋养体（×1 000）

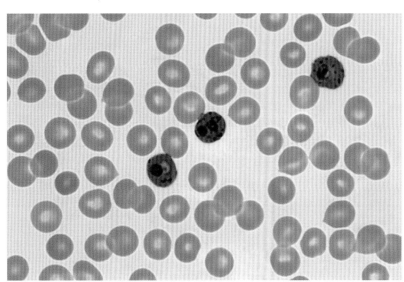

图 D1-3
恶性疟原虫：患者外周血涂片可见茂氏
点（×1 000）

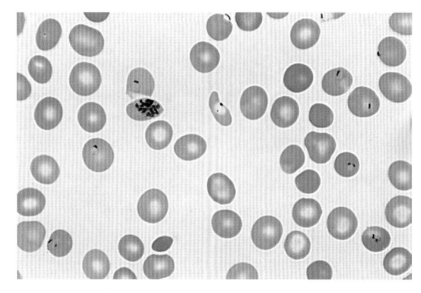

图 D1-4
恶性疟原虫：患者外周血涂片可见环状
体和 1 个裂殖体（×1 000）

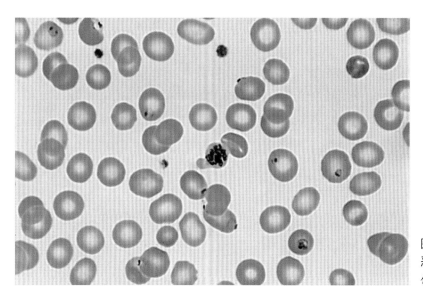

图 D1-5
恶性疟原虫：患者外周血涂片可见环状
体、滋养体和 1 个裂殖体（×1 000）

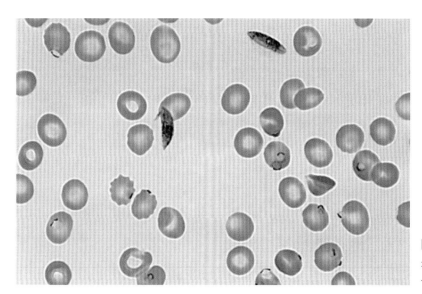

图 D1-6
恶性疟原虫：患者外周血涂片可见环状
体和配子体（×1 000）

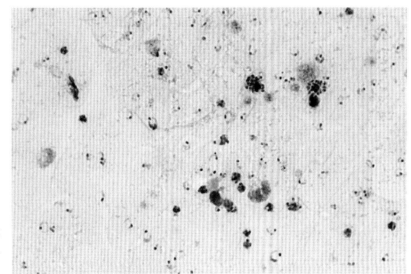

图 D1-7
恶性疟原虫：患者厚血膜涂片可见环状体、滋养体、裂殖体和 1 个配子体（×1 000）

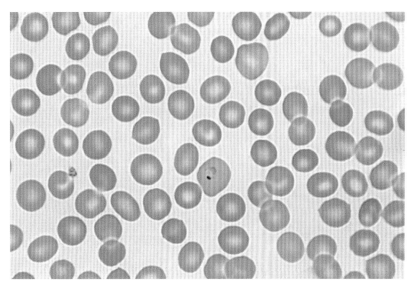

图 D1-8
间日疟原虫：患者外周血涂片可见环状体（×1 000）

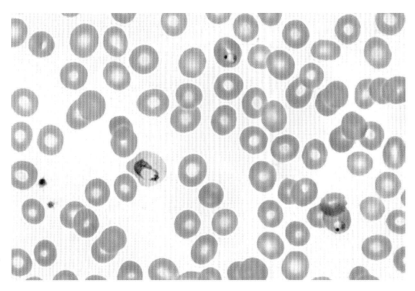

图 D1-9
间日疟原虫：患者外周血涂片可见环状体（×1 000）

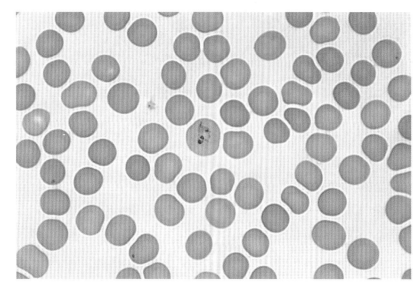

图 D1-10
间日疟原虫：患者外周血涂片可见晚期
滋养体（×1 000）

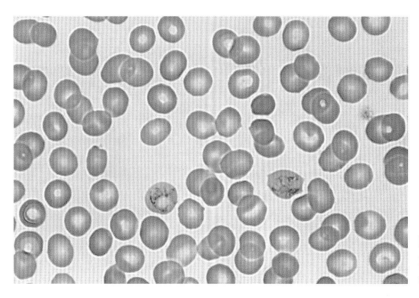

图 D1-11
间日疟原虫：患者外周血涂片可见晚期
滋养体（×1 000）

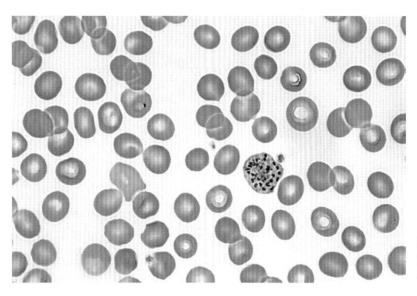

图 D1-12
间日疟原虫：患者外周血涂片可见环状
体、裂殖体（×1 000）

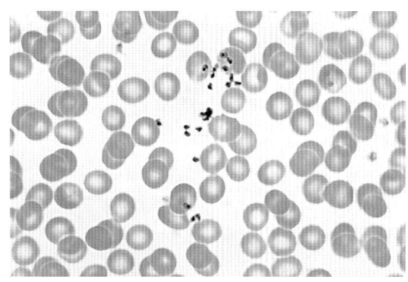

图 D1-13
间日疟原虫：患者外周血涂片可见裂殖体破裂释放的单个裂殖子（×1 000）

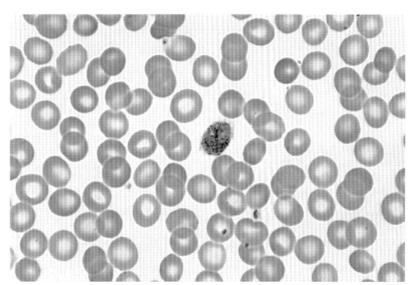

图 D1-14
间日疟原虫：患者外周血涂片可见 1 个配子体（×1 000）

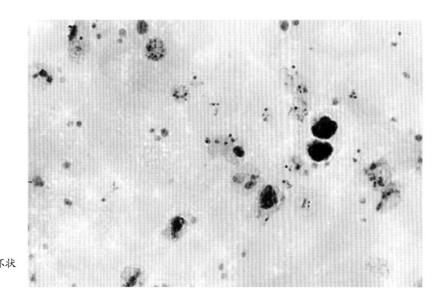

图 D1-15
间日疟原虫：患者厚血膜涂片可见环状体、滋养体和配子体（×1 000）

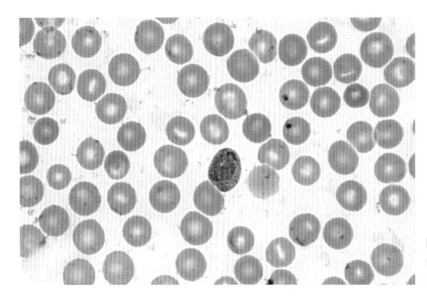

图 D1-16

间日疟原虫：患者外周血涂片可见含薛氏点滋养体（pH 7.2）（×1 000）

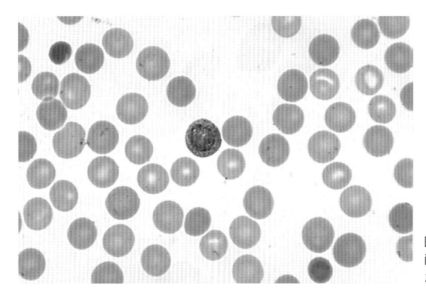

图 D1-17

间日疟原虫：患者外周血涂片可见含薛氏点配子体（pH 7.2）（×1 000）

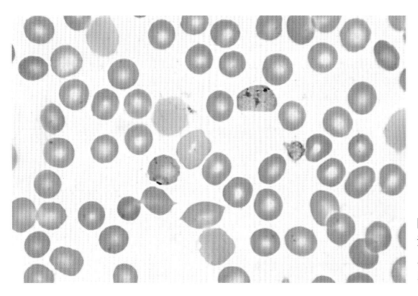

图 D1-18

混合感染：患者外周血涂片可见含薛氏点滋养体的间日疟原虫、"飞鸟状"滋养体的恶性疟原虫（pH 7.2）（×1 000）

3. 三日疟原虫

（1）受感染的红细胞体积未胀大。

（2）红细胞内可见不同发育时期的疟原虫。

（3）环状体与间日疟原虫大小相似，含 1 个核。

（4）罕见红细胞多重感染。

（5）滋养体紧实，色素明显，常呈带状。

（6）裂殖体含 6 ～ 12 个裂殖子，外观呈"菊花状"。

见图 D1-19 ～图 D1-23。

4. 卵形疟原虫

（1）形态与间日疟原虫相似。

（2）受感染的红细胞体积胀大，但胀大程度不及间日疟原虫感染的红细胞。

（3）红细胞内可见不同发育时期的疟原虫。

（4）与间日疟原虫相比，其环状体大小基本相似，但核较大。

（5）罕见红细胞多重感染。

（6）滋养体紧实，占红细胞的 2/3。

（7）pH 7.2 时染色可见薛氏点，染色较间日疟原虫深。

（8）裂殖体含 6 ～ 18 个裂殖子。

（9）配子体紧实，未充满整个红细胞，其余形态与间日疟原虫相似。

见图 D1-24 ～图 D1-28。

5. 诺氏疟原虫

（1）受感染的红细胞体积未胀大。

（2）红细胞内可见不同发育时期的疟原虫。

（3）与三日疟原虫相比，其环状体大小相似，常含 2 个核。

（4）罕见红细胞多重感染。

（5）滋养体紧实，色素明显，可呈带形。

（6）裂殖体含 8 ～ 10 个裂殖子。

（7）配子体紧实，充满整个红细胞。形态与三日疟原虫相似。

见图 D1-29 ～图 D1-32。

二、诊断方法

临床实验室应按以下步骤对血液标本进行疟原虫检查：

（1）应做全血细胞计数，大多数疟疾可见白细胞减少和血小板减少。

（2）薄血膜涂片应在 pH 7.2 时做吉姆萨染色，仅此 pH 可观察到薛氏点。

（3）厚血膜涂片应做 Field 染色。厚血膜涂片制备方法是取少量血液滴在玻片上，然后涂开，使覆盖面积为原始区域的 4 倍。厚薄程度以透过玻片可见报纸上字迹为适中。当疟原虫感染密度较低时，厚血膜涂片有助于浓集疟原虫，而薄血膜涂片可用于评估疟原虫形态和发育阶段。

1. 疟原虫染色

（1）薄血膜涂片：在 pH 7.2 的缓冲液中，薄血膜涂片用 10% Gurr's R66 吉姆萨染色 30 min，这是薛氏点最佳染色方法。

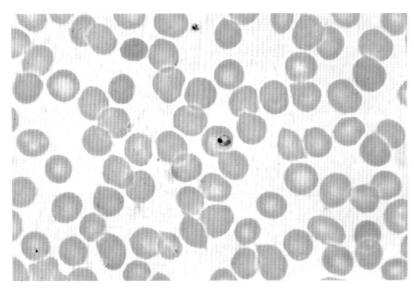

图 D1-19
三日疟原虫：患者外周血涂片可见环状体（×1 000）

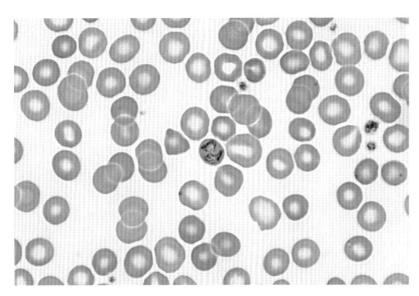

图 D1-20
三日疟原虫：患者外周血涂片可见晚期滋养体（×1 000）

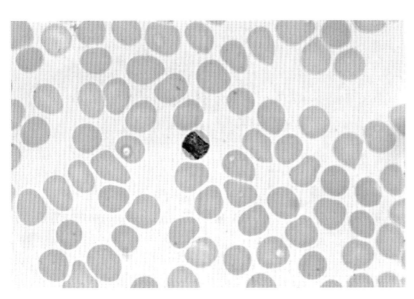

图 D1-21
三日疟原虫：患者外周血涂片可见带状滋养体（×1 000）

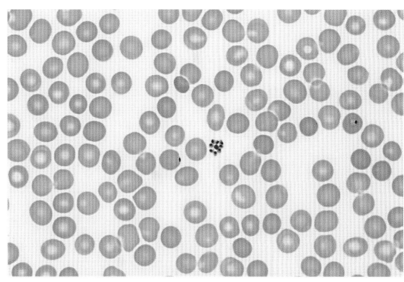

图 D1-22
三日疟原虫：患者外周血涂片可见 1 个裂殖体（×1 000）

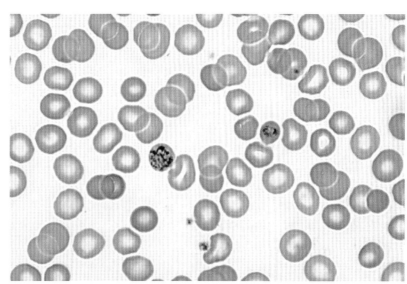

图 D1-23
三日疟原虫：患者外周血涂片可见滋养体、配子体（×1 000）

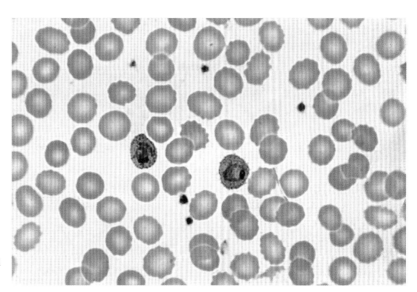

图 D1-24
卵形疟原虫：患者外周血涂片可见环状体、滋养体（pH 7.2）（×1 000）

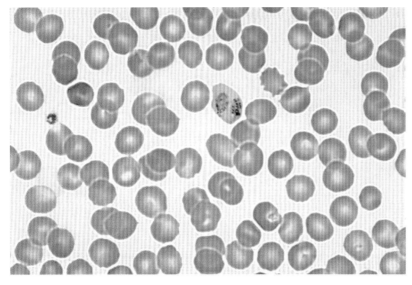

图 D1-25
卵形疟原虫：患者外周血涂片可见滋养体（×1 000）

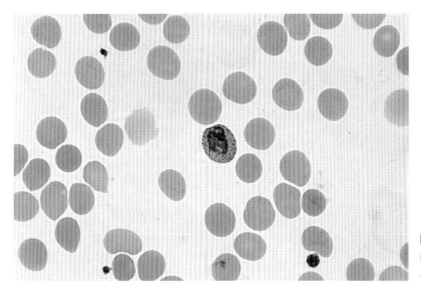

图 D1-26
卵形疟原虫：患者外周血涂片可见滋养体（pH 7.2）（×1 000）

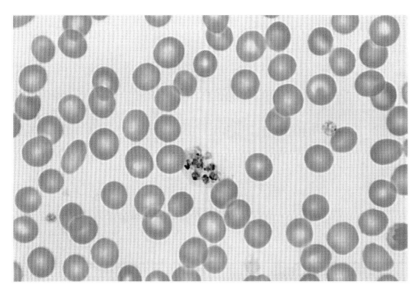

图 D1-27
卵形疟原虫：患者外周血涂片可见 1 个裂殖体（×1 000）

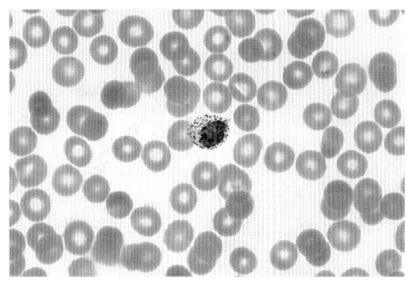

图 D1-28
卵形疟原虫：患者外周血涂片可见 1 个
配子体（pH 7.2）（×1 000）

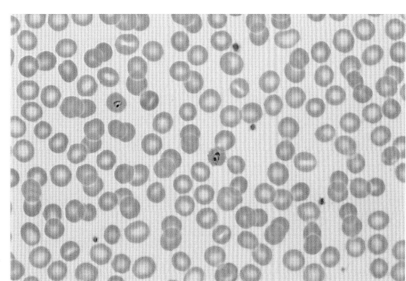

图 D1-29
诺氏疟原虫：患者外周血涂片可见环状
体（pH 7.2）（×1 000）

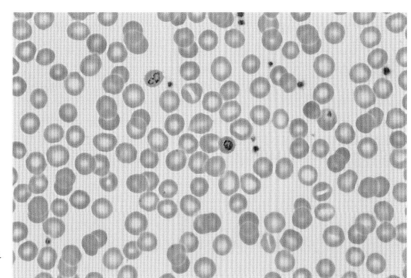

图 D1-30
诺氏疟原虫：患者外周血涂片可见滋养
体（pH 7.2）（×1 000）

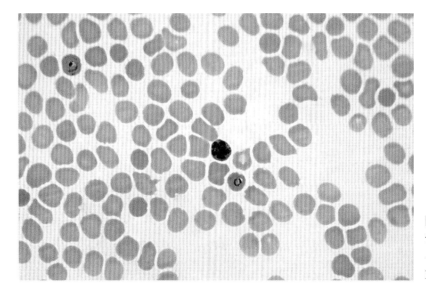

图 D1-31
诺氏疟原虫：患者外周血涂片可见 1 个裂殖体（pH 7.2）（×1 000）（致谢 Robyn Wells）

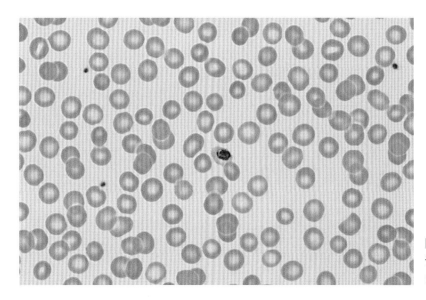

图 D1-32
诺氏疟原虫：患者外周血涂片可见 1 个配子体（pH 7.2）（×1 000）

（2）厚血膜涂片：Field 染液是由甲基蓝（A 液）和伊红（B 液）组成的水溶性染液，用于厚血膜涂片染色。厚血膜涂片在 37℃ 条件下干燥 20 min；未固定玻片滴加 A 液 2 s 后用缓冲液（pH 6.8 ～ 7.0）轻轻冲洗，去除多余染液；然后滴加 B 液 4 s 后用缓冲液冲去多余染液。最后，油镜下观察厚血涂片。

2. 疟原虫感染密度计数

寄生虫计数是显微镜法诊断恶性疟原虫的必要条件，用于寄生虫密度判断和特定疗效评估。

确定寄生虫密度最准确的方法是在厚血膜涂片上比较疟原虫数量和白细胞数量，即在连续视野中计数 100 个白细胞，同时计数同区域中疟原虫数量。然后，将疟原虫数量再乘以 10^9/L。计算公式为

$$疟原虫感染密度（×10^9/L）= \frac{寄生虫数量}{100 个白细胞} × 白细胞计数值$$

贫血和红细胞多重感染会导致计数错误，不推荐采用寄生虫数量和红细胞数量比值关系，尽管临床医生已考虑到这点，他们仍愿意采用受感染红细胞百分比的结果。

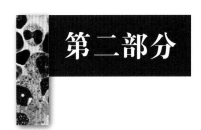

第二部分 非疟原虫感染的血液寄生虫

一、微丝蚴（班氏丝虫）

微丝蚴是线虫类（线虫门）寄生虫，可通过苍蝇和蚊子传播而感染人类，可定植于淋巴管中，从而导致淋巴管炎和象皮病。微丝蚴长约 280 μm，宽约 7 μm，有外鞘包裹；体核没有延伸到虫体末端，尾部逐渐变细。此型微丝蚴有夜现性。

见图 D2-1。

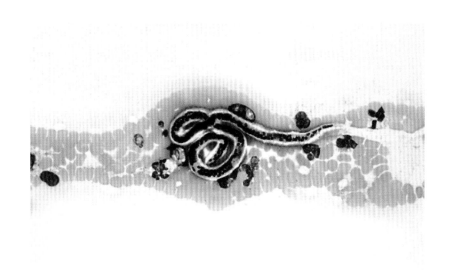

图 D2-1

微丝蚴（班氏丝虫）（×1 000）

二、微丝蚴（罗阿丝虫）

罗阿丝虫通过学名为西里西亚斑虻和分斑虻的鹿蝇和芒果蝇传播而感染人类。罗阿丝虫地理分布局限于西非雨林和沼泽林。罗阿丝虫（也称为非洲眼虫）可通过全身皮下组织迁移，偶进入结膜下组织，进入结膜下组织时容易被观察到。罗阿丝虫成虫有雌雄之分，雌性丝虫长 400 ～ 700 μm，直径约 5 μm，雄性丝虫长 300 ～ 340 μm，直径为 4.3 μm。罗阿丝虫与其他种类丝虫可根据形态学有无鞘、体核是否延伸到虫体尾部末端进行区分。白天也能在外周血中发现罗阿丝虫。

见图 D2-2。

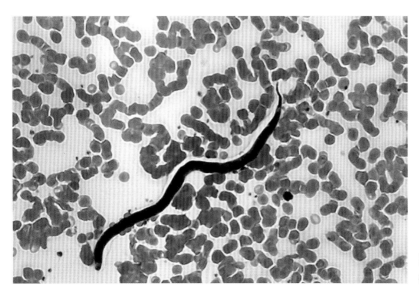

图 D2-2

微丝蚴 （罗阿丝虫）（×1 000）

三、锥虫（布氏冈比亚锥虫）

锥虫是原生动物，属鞭毛虫类。布氏冈比亚锥虫和罗得西亚锥虫是急性昏睡病的病原体，仅见于非洲。锥虫虫体长约 26 μm，宽 1 ～ 3 μm，核居中，位于前方移动端，鞭毛根部有一个动基体（类似胞核），罗氏染色呈红色。

锥虫通过舌蝇传播。

见图 D2-3。

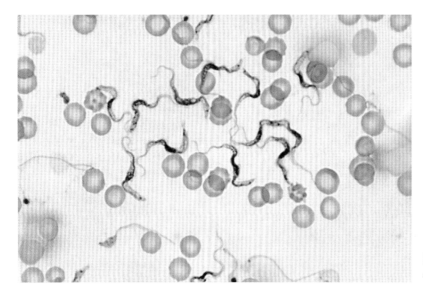

图 D2-3

锥虫（布氏冈比亚锥虫）（×1 000）

四、组织胞浆菌（荚膜组织胞浆菌）

荚膜组织胞浆菌是一类两性真菌，生长于世界上很多地区。在富含鸟类、蝙蝠粪便等的潮湿土壤表面生长得良好。荚膜组织胞浆菌菌丝能产生或大或小的无荚膜孢子。对于免疫抑制患者尤其是艾滋病患者，孢子吸入体内会被中性粒细胞吞噬而出现于外周血和骨髓涂片中。

见图 D2-4。

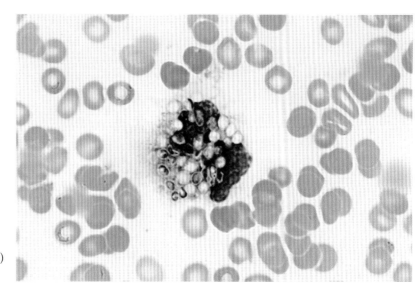

图 D2-4
组织胞浆菌病（荚膜组织胞浆菌）
（×1 000）

五、利什曼原虫（婴儿利什曼原虫）

利什曼病是利什曼原虫引起的一系列临床表现。利什曼病发生于除澳大利亚之外的世界各地。

任何类型罗氏染液都能使利什曼原虫无鞭毛体着色。利什曼原虫虫体直径为 2 ～ 4 μm，有核和杆状动基体。利什曼病通过白蛉（白蛉属）传播。

见图 D2-5 ～图 D2-7。

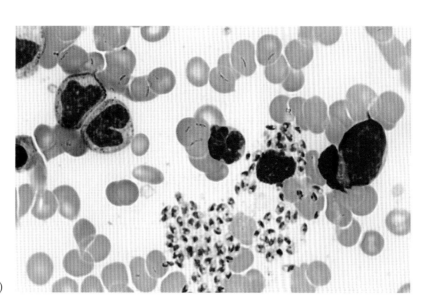

图 D2-5
利什曼原虫（婴儿利什曼原虫）（×1 000）

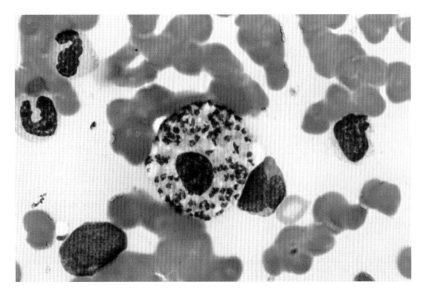

图 D2-6

骨髓涂片可见含利什曼原虫（婴儿利什曼原虫）的巨噬细胞（×1 000）

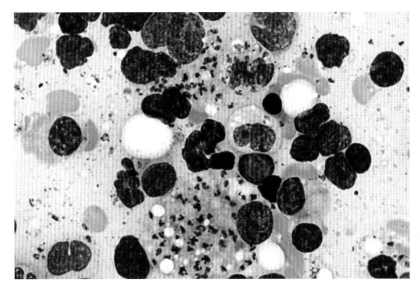

图 D2-7

骨髓涂片可见利什曼原虫（婴儿利什曼原虫）浸润（×1 000）